中等职业教育规划教材

供护理、助产、中医护理等医学相关专业使用

护理心理学

主　编　陈礼翠　江　群
副主编　付广燕　陶凤燕　张德娟
编　者　（按姓氏汉语拼音排序）
陈礼翠　（桂林市卫生学校）
付广燕　（通化市卫生学校）
江　群　（玉林市卫生学校）
李　飞　（朝阳市卫生学校）
李　新　（梧州市卫生学校）
刘　捷　（汕头市卫生学校）
卢　萍　（桂东卫生学校）
秦瑞华　（石河子卫生学校）
陶凤燕　（南通卫生高等职业技术学校）
汪永君　（黑龙江省林业卫生学校）
张德娟　（朝阳市卫生学校）

科学出版社
北　京

内 容 简 介

本教材为中等职业教育规划教材之一。教材总共 11 章,主要介绍心理学基础理论、心理卫生、心理应激、变态心理、心理评估、患者心理、心理护理等内容,教材末附有实验实训指导及教学基本要求等。本教材内容丰富、结构合理、逻辑严密、构思新颖、图文并茂,是一本具有实用价值的教科书。

本教材可供护理、助产、中医护理等医学相关专业师生使用。

图书在版编目(CIP)数据

护理心理学 / 陈礼翠,江群主编 . —北京:科学出版社,2015. 11
中等职业教育规划教材
ISBN 978-7-03-046456-9

Ⅰ. 护… Ⅱ. ①陈… ②江… Ⅲ. 护理学-医学心理学-中等专业学校-教材 Ⅳ. R471

中国版本图书馆 CIP 数据核字(2015)第 282086 号

责任编辑:张 茵 / 责任校对:胡小洁
责任印制:赵 博 / 封面设计:金舵手世纪

科 学 出 版 社 出版
北京东黄城根北街 16 号
邮政编码:100717
http://www.sciencep.com

安泰印刷厂 印刷
科学出版社发行 各地新华书店经销
*
2015 年 12 月第 一 版 开本:787×1092 1/16
2015 年 12 月第一次印刷 印张:8 1/2
字数:202 000

定价:29.80 元
(如有印装质量问题,我社负责调换)

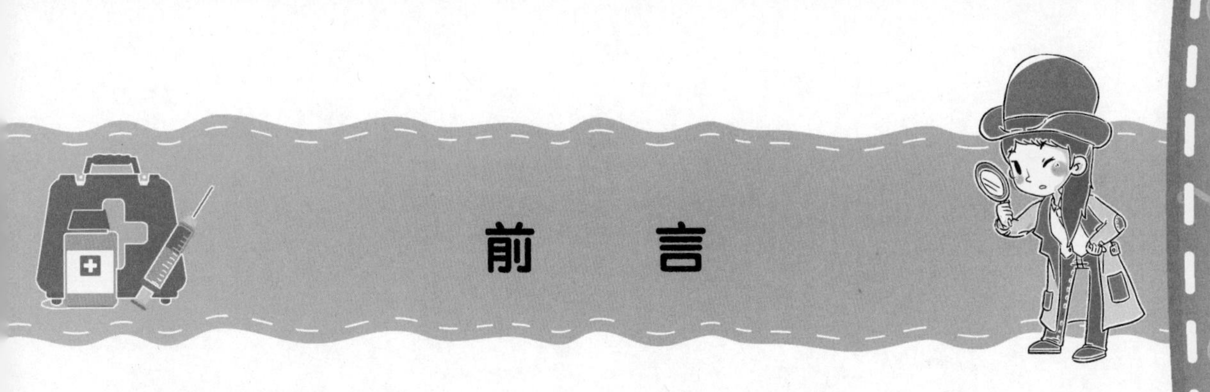

前言

本教材依据教育部颁布的“关于进一步深化中等职业教育教学改革若干意见”（教职成〔2008〕8号）、卫生部卫生职业教育教学指导委员会编写的《中等卫生职业教育教学计划和教学大纲》及卫生部颁布的《护士执业资格考试大纲》确立课程内容、体系与结构。本教材供中等卫生职业技术学校护理、助产、中医护理等医学相关专业学生学习，作为公共基础课程使用。

本教材广泛汲取了多个院校的反馈意见，对内容做了一定调整。删减了心理学基础理论的内容及学时，增加了护理心理学应用部分的内容及学时，调整后的内容与护士执业资格考试及临床护理工作所需的知识与能力完全对接，教学内容更具针对性。

我们在编写过程中力图贯彻教材的思想性、科学性、适用性、实用性和创新性原则，树立“以能力为本位、以护士执业资格考试为指南、以满足未来临床护理工作需要为目标”的指导思想，体现职业教育的三个“贴近”，即贴近社会对教育和人才的需求，贴近岗位对专业人才知识、能力和情感的要求，贴近受教育者专业成长的需求。考虑到中职学生的认知水平及心理特点，内容上注重基本知识、基本理论和基本技能的传授；形式上力求图文表并茂、生动活泼；章节编排上力求做到条理清晰、层次分明、逻辑严明，便于教师“教”及学生“学”。

围绕教学目标，我们在章节中穿插了以下内容：章节前设计了情境案例；章节中设计了“情境案例分析”、“情境对话”、“心理故事”、“知识拓展”、“护考链接”、“想一想”及“练一练”栏目，标示了护考考点；章节末设计了小结栏目及自测题。所编写的“情境案例、情境案例分析及情境对话”栏目能激发学生的学习兴趣，使理论与实践相结合，提高学生分析问题与解决问题的能力。“知识拓展”、“心理故事”拓宽了学生视野，拓展了心理学专业知识。“护考考点”、“执考链接”为学生复习指明了方向，为今后参加护士执业资格考试打下了一定基础。“小结”栏目对章节要点、精髓进行了高度概括，起到画龙点睛作用。“自测题”能较好地引导学生做好课后复习并检测学生是否达成教学目标。

本教材在编写过程中得到了科学出版社的鼎力支持，得到了南通卫生高等职业技术学校、桂林市卫生学校、玉林市卫生学校、朝阳市卫生学校、通化市卫生学校等11所卫生学校的支持与配合，在此，表示衷心的感谢！在编写过程中，还参考了大量的相关文献资料，限于篇幅，不一一列举，诚表谢意！

在编写过程中，由于时间仓促，加之编者的水平有限，教材中不妥之处在所难免，恳请各位专家、同行批评指正，也请使用本教材的读者朋友提出宝贵意见，以便再版时改进。

编　者

2015年1月

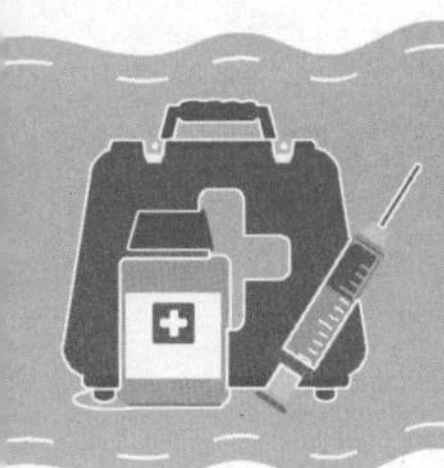

目　录

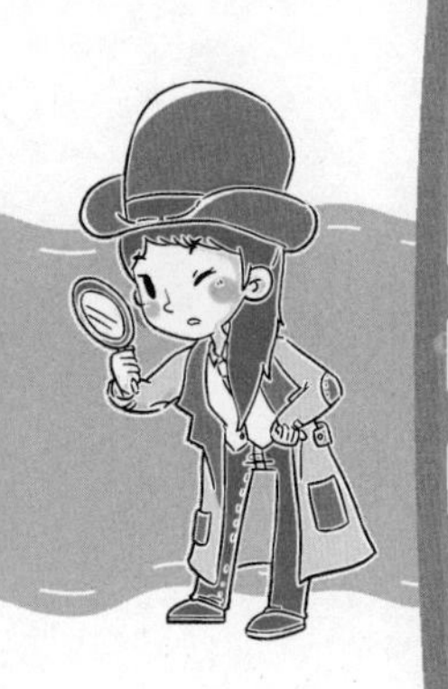

目　录

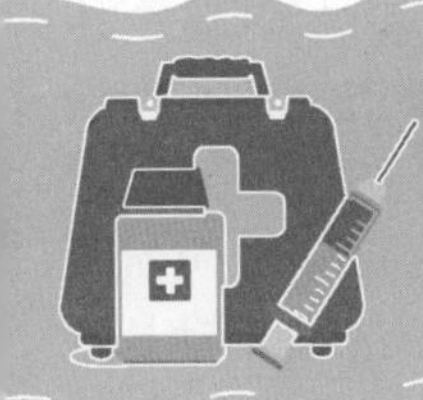

第1章 绪 论

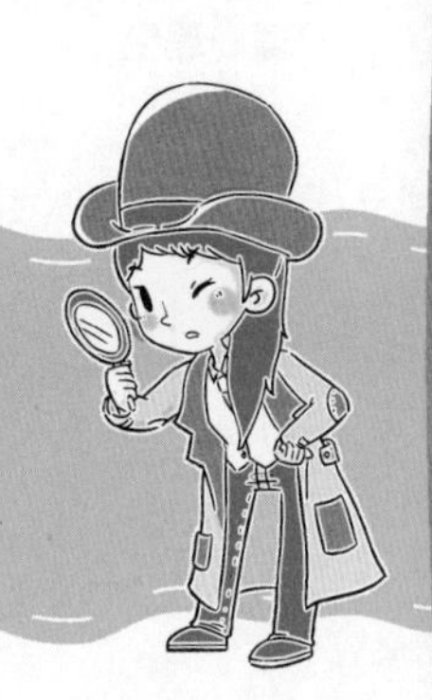

心理现象人皆有之,它是自然界中最复杂的现象之一,从古至今为人们所关注,人类的幸福和社会的进步都离不开心理学。心理因素与个体的健康和疾病密切相关,它可以致病也可以治病,在一定程度上影响着疾病的发生、发展和转归。那么,护理心理学是一门怎样的学科?学习护理心理学对我们今后的工作和生活有什么实际意义呢?

第1节 心理学概述

心理故事

"狼孩"的故事

1920年,在印度的米德纳波尔,在狼窝里发现2个女孩,大的约七八岁,名叫卡玛拉(图1-1),小的约2岁,名叫阿玛拉。阿玛拉第2年死亡。"狼孩"刚被救出来时,用四肢行走,白天睡觉,夜间嚎叫,不哭也不笑,没有感情,七八岁的卡玛拉只懂得一般6个月婴儿所懂得的事。她2年后才学会了直立,6年后才艰难地学会独立行走,但快跑时还得四肢并用,7年后才学会45个词并勉强地学会了几句话,卡玛拉死时已16岁左右,但她的智力仅仅达到3~4岁孩子的水平。

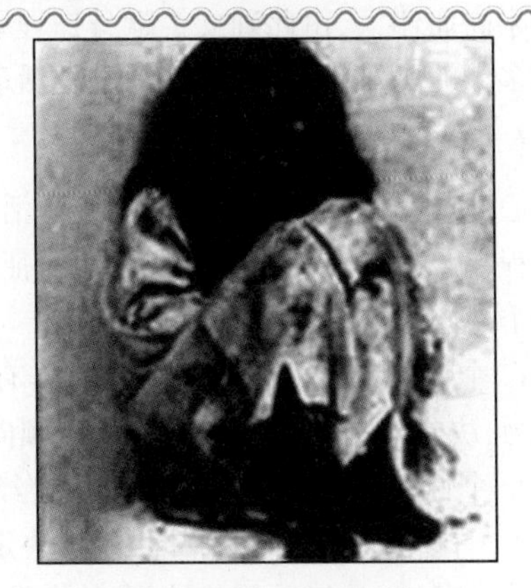

图1-1 狼孩

一、心理学的概念

心理学是研究人的心理现象及其规律的一门科学。人的心理现象并不是神秘莫测的,我们每个人只要处于清醒状态就会无时无刻地进行着各种各样复杂的心理活动。

心理学既是一门古老的学科,又是一门年轻的学科。说它古老,是因为几千年来,中外历代的许多哲学家和思想家都曾探索心理现象,由于科学技术水平低下,在漫长的岁月里,心理学并未成为真正的科学,从公元前4世纪古希腊亚里士多德的《论灵魂》开始,心理学一直从属于哲学;说它年轻,是在1879年德国莱比锡大学冯特创立第一个心理实验室之后,心理学才成为一门独立的学科,从那时算起至今它只有一百多年的历史。

考点: 心理学的概念

二、心理现象

心理现象是心理活动的表现形式,是生命活动过程中的高级运动形式,是一个复杂的、相互影响的、完整的统一体,为了方便研究,我们将其分为心理过程和个性心理,见图1-2。

考点: 心理现象的结构

(一)心理过程

心理过程是指人的心理活动发生发展和变化的过程,包括人的认识过程、情绪情感过程、意志过

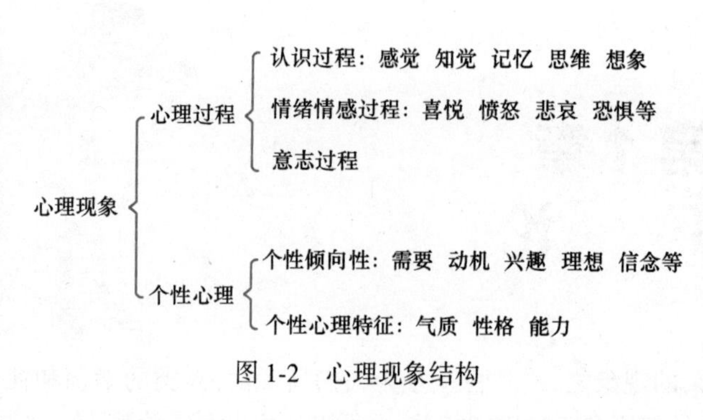

图1-2 心理现象结构

程，简称“知、情、意”。

1. 认识过程 又称认知过程，是个体在认识、反映客观事物时所产生的心理活动，这些心理活动包括感觉、知觉、记忆、思维、想象。例如，当你在巡视病房时，突然听到从病室传来喊叫声，这时的心理活动是感觉；经仔细分辨，确认是2号床患者在喊叫，这是知觉；你立刻回想起从手术室接2号床患者回病房的情景，这是记忆；当你思考2号床患者喊叫的原因时这就是思维；头脑中浮现患者手术后首次下床活动的场景就是想象。

2. 情绪情感过程 是指个体认识客观事物时的态度体验。具体表现有：满意、愉快、喜欢、热爱、讨厌、气愤、悲伤等。例如，患者得知身患癌症而感到悲伤是情绪；护士热爱救死扶伤的临床护理工作，这是情感。

3. 意志过程 人类不仅能认识世界，还能改造客观世界。人在认识客观事物时，有意识地提出目标、制订计划、克服困难以达到预期目的的内在心理活动过程即为意志过程。例如，你认识到护理工作崇高而伟大，由此确立了献身护理事业的人生目标，制定了周密的学习计划，在学习过程中不管遇到多大的困难都不动摇，这种心理活动过程就是意志过程。

（二）个性心理

心理过程是人们共同具有的心理活动。由于每个人的先天素质和后天生活环境及教育不同，心理过程在产生时又总是带有个人的特征，从而形成了不同的个性。个性心理结构主要包括个性倾向性和个性心理特征两个方面。

1. 个性倾向性 是指一个人所具有的意识倾向，即人对客观事物的选择，它是人从事活动的基本动力，决定着人的行为方向。个性倾向性包括需要、动机、兴趣、理想、信念和世界观等。

2. 个性心理特征 是一个人身上经常表现出来的、本质的、稳定的心理特点，它包括气质、性格和能力。性格决定活动的方向，气质决定活动的方式，能力决定活动的水平，如有的人活泼好动，有的人沉默寡言，这是气质的差异；有的人助人为乐，有的人损人利己，这是性格的差异；有的人有音乐才能，有的人有护理技能，这是能力的差异。

护考链接

思维属于 A. 意志过程 B. 认识过程 C. 情感过程 D. 人格倾向 E. 人格特征

解析：认识过程包括“感觉、知觉、记忆、思维、想象”心理活动，由此，思维属于认识过程。正确答案为B。

三、心理实质

心理是脑的功能，是对客观现实的主观能动反映。任何心理活动都产生于脑，所有心理活动的内容都来源于外界环境，是外界事物在脑中的主观能动的反映。

考点：心理的实质

（一）心理是脑的功能

1. 神经系统的出现与心理的发生 物质是从低级向高级不断发展的，心理是物质发展到高级阶段的产物。无生命物质而没有心理，仅具有物理和化学反应，有生命的植物只有感应性而没有心理反应，动物神经系统的出现，心理才赖以产生。

2. 脑的发育成熟与个体心理的发展 个体心理的发生、发展与脑的发育完善密切相关，儿童在出生时脑重平均为390g，随着脑的发育成熟，儿童的心理水平也随之提高，从感觉阶段发展到表象阶段，从形象思维阶段发展到抽象思维阶段。由此可见，个体心理发展依赖脑的发育成熟（表1-1）。

表 1-1 脑的发育成熟与个体心理的发展

年龄	脑重	心理活动
新生儿	390g	哭叫
9个月	660g	有模仿行为,明显的注意力及初步记忆力
3岁	1000g	行动随意,词汇量增多,较复杂的情感体验
7岁	1280g	自由交谈,开始逻辑思维,社会性情感开始发展
12岁	1400g	具有抽象逻辑思维能力,情感深刻,能进行道德评价

3. 近代医学研究　人的大脑的不同部位有不同的功能,人脑的某部位受到损伤会引起相应的心理功能丧失,如枕叶受到损伤,人就会失明;上额叶受到损伤,人的高级智能活动将受到严重破坏;顶叶下部与颞叶、枕叶邻近的部位受损,阅读活动就会发生困难等。近代医学研究证明,心理活动和脑组织密切相关,脑是心理的器官,心理是脑的功能。

知识拓展

布洛卡中枢

法国医生布洛卡(Broca P.)1860年发现2个右利手的患者,由开始时他们说话有些困难,逐渐发展为说不成完整的句子,即言语的表达出现了问题。患者死后进行解剖发现,他们的左半球额下回靠近外侧裂的部位发生了病变。后来不少临床的病例也证明这个部位主管说话功能,因是布洛卡发现的,故称为布洛卡中枢(图1-3)。

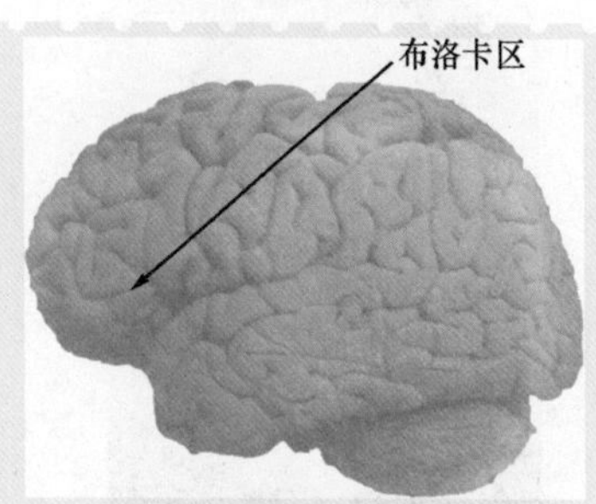

图1-3　布洛卡中枢

(二) 心理是对客观现实的主观能动反映

人的心理现象并不是人脑所固有的,心理是脑的功能,说明产生心理现象的器官是脑,但这并不意味着有了脑就有了心理现象,人脑只是产生心理现象的自然前提,它提供了心理产生的物质基础。心理活动来源于外界环境的刺激,是对客观现实的主观能动反映。

1. 客观现实是心理活动的源泉　如果我们将大脑比作一个加工厂,客观现实比作原材料,心理比作产品,可以想象,如果没有原材料,加工厂无法生产出任何产品。例如,当你将危重患者抢救成功时你会很高兴,这里的"患者"是客观现实,"高兴"是心理活动。显而易见,没有客观现实的刺激,大脑不能产生任何心理现象,客观现实是人心理活动的源泉,人的一切心理现象都是对客观现实的反映。

想一想: 狼孩是人并非狼,具有产生心理活动的大脑及神经系统,他们为什么没有人所具有的心理活动?

2. 心理是对客观现实的主观反映　个体由于年龄、性别、生活阅历、文化水平、社会地位、经济条件、个性特征、价值观等不同,对客观现实的反映具有一定的主观性,如不同医生面对同一患者时会产生各自不同的领会和感受,从而做出不同的评价,这就说明心理反映具有主观性。因此,心理就其反映的内容来看是客观的,但反映的方式和结果却是主观的,心理是对客观现实的主观反映。

3. 心理是对客观现实积极能动的反映　脑对客观现实的反映不是像镜子一样机械地、被动地反映,而是一种积极地、能动地反映。一方面,心理反映具有选择性,人对客观世界的反映是根据主体的需要、兴趣、任务而有选择地进行的;另一方面,人不仅能认识世界,还能通过意志行动去改造世界,使之符合人的需要,推动人类社会不断发展和进步,如疾病诊疗新技术、新方法、新设备的不断出现,使医疗水平及医疗质量不断提高,这正是人类对客观现实积极能动反映的结果。

四、心理学的发展

德国心理学家艾宾浩斯曾经说过"心理学有一个长期的过去,但只有一个短暂的历史",这句话概括了心理学发展的历史事实。

（一）中国古代医学中的心理学思想

中国最早的医学著作《黄帝内经》表达了我国古代医学家的精辟的医学哲学思想，对疾病的防治提出了全面、系统、具有一定科学性的论述，对人的心理作用与疾病的关系进行了一定阐述，如“怒伤肝、喜伤心、忧伤肺、思伤脾、恐伤肾”等。

（二）科学心理学的诞生

由于历史的局限性和科学技术水平低下，在漫长的岁月里，心理学并未成为真正的科学，而是从属于哲学，直至19世纪后半叶，在自然科学和实验技术迅速发展的影响下，借助物理学、数学、生物学和生理学的发展成就，心理学才摆脱哲学的束缚独立出来，成为一门科学。

知识拓展

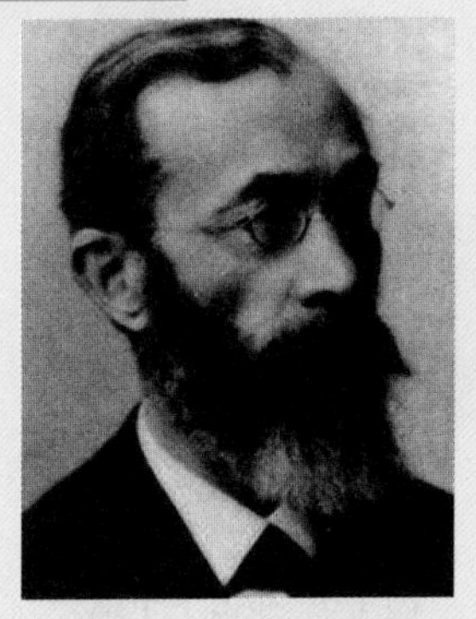

图1-4　威廉·冯特

科学心理学之父——威廉·冯特

威廉·冯特（Wilhelm Wundt，1832—1920），1866年冯特获得医学博士学位，1875年任莱比锡大学哲学教授，1879年在该校建立世界上第一个心理实验室，是科学心理学的创始人。冯特是著名的心理学家、哲学家（图1-4），构造主义心理学的代表人物，他的《生理心理学原理》是近代心理学史上第一部最重要的著作，堪称学术史上的心理学独立宣言。

（三）心理学的发展前景

心理学的应用非常广泛，涉及社会生活的各个领域，如在医疗领域，懂得医学心理学的医护人员能运用心理咨询、心理治疗及心理护理的手段全面提高医疗质量，使患者身心都能得到最佳康复，在教育领域，懂得教育心理学的教师能更好地开发学生的潜能，培养学生的健全人格，使每个学生得到更好的发展，在营销领域，懂得营销心理学的营销人员能掌握顾客的消费心理取得更好的销售业绩等。随着经济、科技、社会和文化迅速发展，心理学有着更加广阔的前景，心理学是一门朝阳学科。

第2节　护理心理学概述

情境案例1-1

患者：王健，现年69岁，因“冠状动脉粥样硬化性心脏病发作”入院。

护士：张丽，某中职学校的实习护士。

场景：某医院心血管内科病房，张护士给王大爷进行静脉穿刺未成功。

患者：“你技术不行就不要来给我打针，你拿我当实验品。”

（护士被责骂后难堪地跑回了护士站，泪流满面地跟带教老师哭诉。）

护士：“我不实习了。”

带教老师：（安慰小张然后问）“你在给患者行静脉穿刺前是否讲明老年人血管的特点及静脉穿刺可能出现的情形？穿刺失败后你是否给予患者心理支持？”

护士：沉默无语，一直摇头。

一、护理心理学的概念

护理心理学是研究护理人员及护理对象心理活动的规律及特点,解决护理实践中的心理问题,以实施最佳护理的一门应用学科。它既是心理学的一大分支,也是护理学的重要组成部分,是心理学与护理学相结合而形成的一门交叉学科。

考点: 护理心理学的概念

二、护理心理学的研究任务

护理心理学的任务是将心理学的基本理论和技术运用于临床护理,依据患者的心理活动规律做好心理护理工作。其研究任务主要如下。

1. 研究心理因素对生理功能的影响　心理因素与疾病的发生、发展及变化密切相关,有时是致病因素,有时是诱发因素,有时虽与疾病发生无关,但却影响其进程和康复。长期的负性情绪(焦虑、愤怒、恐惧、忧伤)可使躯体某一器官或某一系统发生功能紊乱,如血压升高或降低、心率增快或减慢、腹泻或便秘、睡眠障碍、月经不调等。

2. 研究患者的心理活动特点　患者由于年龄、性别、职业、地位、民族、信仰、生活习惯、文化程度、疾病等不同,其心理活动也各种各样。因此,研究各类患者的心理活动特点,使千差万别的患者都能达到治疗或康复所需要的最佳身心状态,是护理心理学研究的重要内容。

3. 研究干预患者心理活动的理论与技术　护理心理学不仅要研究患者的心理活动规律,还要在此基础上进一步研究干预患者心理活动的理论与技术。例如,理性情绪疗法可以改变患者的认知方式,正确认识疾病;支持疗法可以使患者树立战胜疾病的信心;放松训练可以缓解患者的焦虑及愤怒情绪。

4. 研究护理人员的心理品质及培养　护理工作专业性强,任务重,压力大,护理人员要做好护理工作,除具有良好的职业道德、扎实的专业知识及技能外,还需具备良好的心理品质,如敏锐的观察力、良好的记忆力、敏捷的思维力、坚强的意志力、积极乐观的情绪等。

情境案例 1-1 分析

实习护士张丽没有向患者说明老年人血管弹性差、穿刺有一定难度这一客观事实,患者没有做好穿刺有可能失败的心理准备,导致患者在穿刺失败后责骂护士;穿刺失败后,张护士没有给予患者一定的心理支持,如解释、安慰、鼓励,导致患者出现愤怒情绪;张护士遇到问题时选择了逃避而不是积极应对。

三、护理心理学的研究方法

掌握科学的研究方法是科研成功的关键,护理心理学遵循一般科学研究的路线,与其他学科的研究方法基本相似,常用的研究方法有观察法、调查法、测验法与实验法。

(一) 观察法

观察法指研究者通过对被试者的外显行为进行有目的、有计划的观察,从而分析其心理活动的研究方法。人的外貌、衣着、举止、言语、表情等都可以作为观察的内容。此法是科学研究史上最原始、应用最广泛的一种方法,从事任何研究几乎都离不开观察法,根据是否预先设置情境,观察法可分为自然观察法、控制观察法两种。

练一练　我做你来猜

由一名具有一定表演天赋的同学扮演患者做各种各样的动作及表情,同学们进行观察并对患者所表达的情绪进行判断。

(二) 调查法

调查法指通过口头或问卷方式收集被调查者的心理活动资料并加以分析的研究方法。常用的有晤谈调查法及问卷调查法两种。晤谈调查法是指调查者与被调查者面对面,以谈话方式进行的调查。问卷调查法是指采用事先设计的调查问卷,由被试者在问卷上进行回答的调查。

（三）测验法

测验法也称心理测验法,是运用标准化的心理测验材料,对心理活动进行测量和评定的方法。此法需采用标准化、有良好信度和效度的通用量表,如人格量表、智力量表、行为量表、症状量表等。心理测验种类繁多,必须严格按照心理测验规范实施,才能得到正确的结论。

（四）实验法

实验法指有目的、有计划地严格创设和控制情境,主动引起或改变被试者心理活动,从而进行分析的方法。实验法被公认为科学方法中最严谨的方法,但实验研究的质量很大程度上取决于实验设计。实验法可分为自然实验法、实验室实验法。

第3节　医学模式

医学模式是人们从总体上认识健康和疾病及其相互转化的哲学观点,包括健康观、疾病观、诊断观、治疗观等,它影响着某一时期整个医学工作的思维及行为方式。

一、生物医学模式

生物医学模式指从生物学的角度看待健康和疾病及其相互转化的哲学观点。该模式认为,健康就是各器官生理功能正常和生物细胞没有损伤,疾病就是微生物侵入人体或组织细胞受到损伤产生病变,可以在器官、组织和生物大分子上找到形态、结构和生物指标的变化,找到生物或理化的特定原因,找到特异的治疗手段。

二、生物-心理-社会医学模式

1977年由美国罗彻斯特大学精神病和内科学教授恩格尔(Engel)在《科学》杂志上发表论文《需要新的医学模式——对生物医学的挑战》,这一建议立即得到世界卫生组织(WHO)的赞同,生物-心理-社会医学模式取代了生物医学模式。该模式从生物、心理、社会三个方面看待健康和疾病,认为身心是统一的、相互影响的,疾病的诊断、治疗、预防、康复和护理都要从这三个方面系统、全面地考虑,将人看成是一个多层次的、完整的、连续的整体。

考点:新的医学模式

第4节　学习护理心理学的意义

随着科学技术的迅猛发展,生活节奏的加快,竞争日趋激烈,疾病谱及死亡谱顺位发生了很大的变化,人们对健康和疾病的认识在不断深化,越来越认识到不良心理因素对人的身心健康的严重危害和在疾病发生发展过程中的作用,护理心理学成为医学生的一门必修课,学习护理心理学有其重要的现实意义。

一、有利于树立整体护理观

随着医学模式由“生物医学模式”向“生物-心理-社会医学模式”的转变,护理模式也随之由“以疾病为中心”的旧模式向“以患者为中心”的新模式转变。在临床护理工作中,护理人员通过掌握护理心理学的相关知识,在健康和疾病问题上将人视为一个整体,考虑生物的、心理的及社会的各种因素的综合作用,从而树立起整体护理观。

情境案例 1-1 师生对话

（场景：事发后的第二天，带教老师与张丽值夜班，护士站只有他们俩人。）

带教老师："昨天给患者穿刺未一次成功而被责骂，你很难过，是吗？"

护士："嗯。"

带教老师："你觉得造成此种情形的原因有哪些？"

护士："患者血管弹性差、脾气急躁，我在给患者做静脉穿刺过程中忽视了与患者进行心理沟通。"

带教老师："在给患者做躯体护理及治疗时要渗透心理护理，只有树立整体护理观才能取得最佳护理效果。"

护士："我明白了，谢谢老师！"

二、有利于提高护理质量

护理工作者的服务对象是患者，患者是有复杂心理活动的人，积极乐观的心理状态可促进疾病的康复，而消极悲观的心理状态可使病情恶化。人患病后，由于疾病的折磨、经济的负担、对手术的恐惧、生活环境的改变等会产生一些负面情绪，这些负面情绪在一定程度上影响着疾病的康复。因此，护理人员只有掌握护理心理学专业知识及技能，才能掌握患者的心理活动规律，对患者的不良心理状态进行积极有效的干预，使患者处于疾病康复的最佳心理状态，从而大大提高护理质量。

三、有利于提高护理人员心理素质

救死扶伤，挽救患者的生命，减轻患者的痛苦，这是护理人员的光荣职责。要履行好这一职责，要求护理人员必须具备一系列良好的心理品质，如敏锐的观察力、良好的记忆力、敏捷的思维、坚强的意志、积极乐观的情绪、坚定的理想信念及临床护理工作的能力等。护理人员通过学习护理心理学，能够清晰地认识从事临床护理工作需具备的心理素质，并在实践中培养形成。

想一想：当今的你已具有哪些良好的心理素质？为适应未来临床护理工作，你还需提升哪些心理素质？

小结

护理心理学是护理学与心理学相互交叉的一门边缘学科，它是研究心理因素在健康和疾病及其相互转化过程中相互作用规律的科学，主要研究心理变量与身体健康之间的关系，常用的研究方法有观察法、调查法、测验法及实验法。随着医学模式从"生物医学模式"向"生物-心理-社会医学模式"的转变，以"患者为中心"的护理模式应运而生，学习护理心理学有利于树立整体护理观，有利于提高护理质量，有利于提高护理人员心理素质。

自 测 题

一、名词解释

1. 心理学 2. 护理心理学

二、填空题

1. 心理的实质________________。
2. 护理心理学常用的研究方法________、________、________、________。
3. 旧的医学模式是________________，新的医学模式是________________。

三、选择题

1. 科学心理学的创始人是（ ）
   A. 艾宾浩斯 B. 冯特
   C. 马斯洛 D. 弗洛伊德
   E. 华生
2. 心理活动的源泉是（ ）
   A. 大脑 B. 心脏
   C. 感觉器官 D. 神经系统
   E. 客观现实
3. 下列哪项不属于护理心理学研究任务（ ）
   A. 研究心理因素对生理功能的影响
   B. 研究患者的心理活动特点
   C. 研究精神疾病的发病原因
   D. 研究干预患者心理活动的理论与技术
   E. 研究护理人员心理品质的培养

四、简答题

1. 谈谈学习护理心理学的现实意义。
2. 心理现象包括哪些方面？

（陈礼翠）

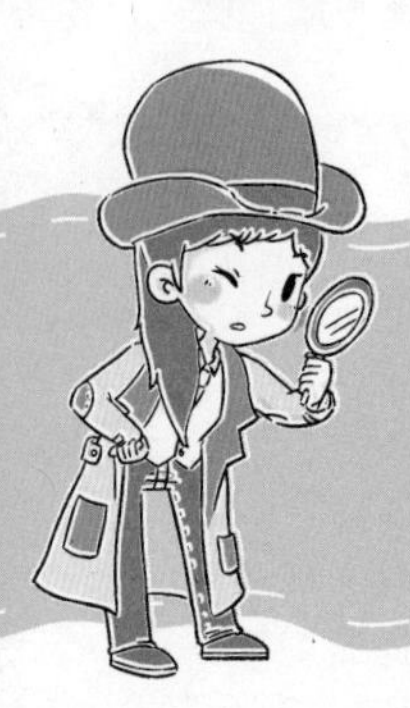

第2章
心理过程

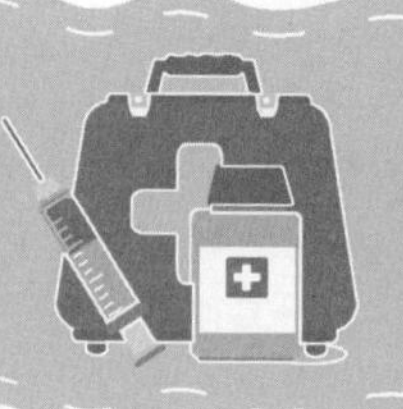

心理过程是指人的心理活动发生发展和变化的过程；具体地说，是指在客观事物的作用下，在一定时间内，大脑反映客观现实的过程；包括认识过程、情绪与情感过程、意志过程，简称“知、情、意”。通过本章学习，可以认识到人的正常心理活动的发生发展过程，为学习变态心理打下一定基础。

第1节 认识过程

认识过程是获得知识、经验的过程，是心理活动中最重要也是最基本的部分，是产生情绪情感和意志的基础。认识过程包括了感觉、知觉、记忆、思维、想象。

一、感 觉

（一）感觉的概念

感觉是人脑对直接作用于感觉器官的客观事物个别属性的反映。感觉是最基本、最简单的认识过程，是认识世界的开端，是一切心理活动的基础。如果没有感觉，人不仅不能进行正常的认识活动，而且正常的心理功能也将遭到破坏。

知识拓展

感觉剥夺实验

第一个以人为被试者的感觉剥夺实验是由贝克斯顿（Bexton）、赫伦（Heron）、斯科特（Scott）于1954年在加拿大的一所大学的实验室进行的（图2-1）。在实验中，来自外界的刺激几乎都被“剥夺”了。实验开始，被试者还能安静地睡着，但稍后，被试者开始失眠，不耐烦，急切地寻找刺激，他们变得焦躁不安，总想活动，觉得很不舒服。在过后的几天里，被试者产生许多病理现象，出现错觉、幻觉、注意力涣散、思维迟钝、焦虑及恐惧等，实验后需数日方能恢复正常。

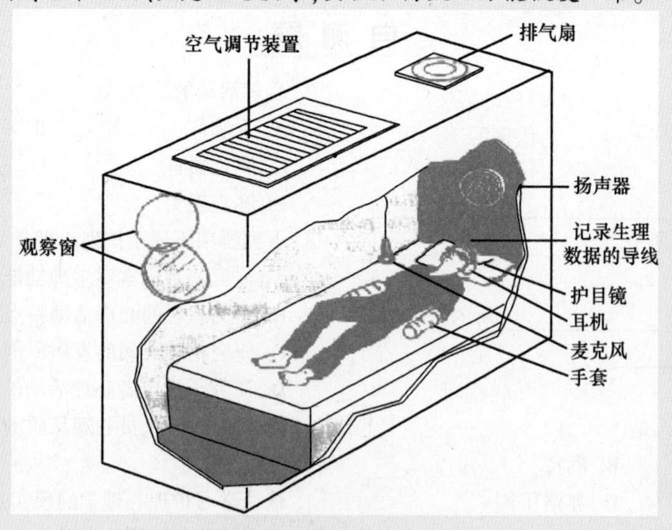

图2-1 感觉剥夺实验

想一想：如没有感觉，我们人类将会是怎样的状态？

（二）感觉的种类

根据刺激的来源可以把感觉分成两大类：外部感觉和内部感觉。

1. 外部感觉　感受来自外部世界的刺激，反映外部客观事物的个别属性，如视觉、听觉、味觉、嗅觉、皮肤觉等。

2. 内部感觉　感受来自机体内部的刺激，反映机体位置、运动和内脏器官状态的信息，如运动觉、平衡觉和内脏感觉（如疼痛、饥饿）等。

（三）感受性与感觉阈限

感受性是指感觉器官对适宜刺激的感受能力。感受性用感觉阈限的大小来度量。要引起感觉，刺激必须达到一定的量，这种刚刚能引起感觉的刺激量就称为感觉阈限。感觉阈限与感受性呈反比关系，即引起个体产生感觉的感觉阈限越低，就表示其感受性越高，感觉能力越强；反之则感觉能力越低。

想一想：你能否感觉到灰尘落在身上？为什么？

（四）感觉的特性

1. 感觉的适应性　是指刺激物持续作用于感觉器官，引起感受性改变的现象。适应可以引起感受性提高，也可以引起感受性降低，这对于人适应环境有很重要的意义，如视觉中明适应和暗适应是最典型的感觉适应现象。各种感觉的适应速度和程度有很大差异，温度觉、触压觉适应很快，如洗热水浴不久就不觉得烫，厚重的衣服久穿在身就不觉得重；嗅觉的适应速度也较快；听觉的适应不大明显；痛觉最难适应。

2. 感觉的对比　是指同一感觉器官在不同刺激物作用下引起感受性发生变化的现象。感觉的对比包括同时对比和继时对比。同时对比是指两种刺激物同时作用于同一感觉器官时引起感受性发生变化的现象。例如，两个同样的灰色方块（图2-2），放在白色背景上显得要暗些，而在黑色背景上显得要亮些。继时对比是指两种刺激物先后作用于同一感觉器官时引起感受性发生变化的现象。例如，吃苦瓜后吃白粥感觉是甜的，刷牙后马上吃甜水果感觉是苦涩的。感受性在对比过程中发生了变化，人们利用这一现象可以改善工作、生活环境，减少疲劳，也可增强艺术表现力。

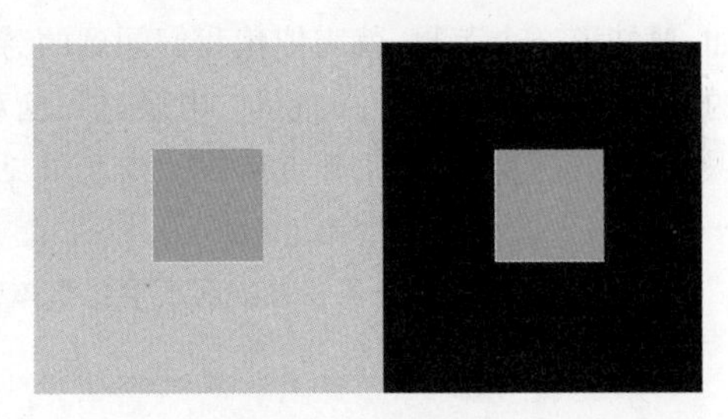

图2-2　同时对比

护考链接

赤手玩雪之后，即用自来水洗手觉得水温比平时高，这是因为　A. 感觉适应　B. 感觉同时对比　C. 感觉继时对比　D. 感觉后象　E. 联觉

解析：两种刺激物先后作用于同一感觉器官引起感受性发生变化的现象称继时对比。正确答案为C。

3. 联觉现象　是指一种感觉引起另一种感觉的现象。联觉有多种表现，最明显的是色觉与其他感觉相联。例如，红、橙、黄等色彩类似太阳和火光的颜色，给人以温暖的感觉，被称为暖色调；而蓝、青、绿等色彩类似蓝天、大海、树木的颜色，往往引起清凉的感觉，被称为冷色调。此外，如“甜蜜的声音”、“沉重的乐曲”也是属于联觉现象。

想一想：高血压患者的病室窗帘用什么颜色为宜？

4. 感觉的后像　是指刺激作用停止后感觉的短暂保留现象。例如，注视电灯30秒以上（图2-

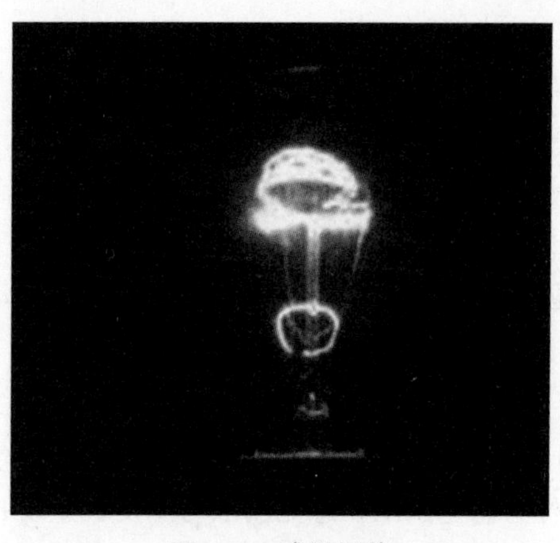
图 2-3 感觉后像

3)，然后关灯，仍然可以看到亮着的灯泡形象，这就是视觉后像。电影、电视就是利用视觉后像的特性。其他感觉如听觉、触压觉也有后像，“余音绕梁”指的就是听觉的后像。

5. 感觉的发展和补偿　人出生以后已具有一定的感觉功能，但感觉功能主要是在后天的生活经验中得到发展与成熟。感觉的发展是指人的感受性在实践中可以提高。一些人通过专业训练可以使某种感受性明显高于一般人，如印染工人可以分辨的黑色色度能力是常人的10倍；指挥家能听出上百人的乐队中某一个人演奏错了一个音符。

感觉的补偿是指感觉缺失或有缺陷，可以由其他感觉来弥补。例如，盲人视觉丧失，但听觉、触觉、嗅觉变得特别灵敏，他们常常可以通过自己的脚步声或拐杖击地的回声来辨别附近的建筑物、河流、旷野等地，可以通过触摸觉阅读盲文；聋哑人听觉丧失，视觉和触觉非常灵敏，甚至能看懂唇语。

考点：感觉的概念及特性

二、知　觉

(一) 知觉的概念

知觉是人脑对直接作用于感觉器官的客观事物整体属性的反映。与感觉相比，知觉通过各种感觉器官的协同活动，在大脑中将感觉到的客观事物的各种个别属性联系起来，整合为一个整体。例如，要知道一个苹果，就需依赖我们闻到的芳香，看到的红色、圆形、大小，触摸到的光滑及硬度，尝到的酸甜味这些个别属性的感觉，再经过大脑对这些个别属性的整合，从而可以判断这是一个苹果，认识就从感觉阶段进入了知觉阶段。由此可见，感觉是知觉的基础，知觉是感觉的有机综合。

护考链接

人脑对直接作用于感受器的客观事物整体属性的反映称　A. 感觉　B. 知觉　C. 联觉　D. 感受性　E. 观察

解析：这道题主要考的是感觉与知觉的区别，感觉是对客观事物个别属性的反映，知觉是对客观事物整体属性的反映。正确答案为 B。

(二) 知觉的分类

根据知觉反映对象的性质，可把知觉分为空间知觉、时间知觉和运动知觉三种。

1. 空间知觉　是物体空间特性在人脑中的反映。物体与物体间存在各种空间关系，如物体所处方位、远近、大小、形状等。上下楼梯、穿越道路、驾驶汽车等，都需依靠空间知觉的判断。

2. 时间知觉　是人脑对客观事物的延续性和顺序性反映，即知觉客观事物持续的长短和先后顺序。人们可以根据自然界的周期变化，如昼夜的交替、季节变化来估计时间，还可以根据人体自身生理、心理的节律性变化，如心跳、呼吸、消化、排泄起到计时器的作用，这就是人体生物钟的知觉。人的时间知觉与当时的情绪、态度、身心状态及从事的活动性质有关。所谓“快乐不知时日过”、“度日如年”正是如此。

3. 运动知觉　是人脑对事物距离状态和移动速度的知觉。运动知觉是多种感官协同作用的结果。参与运动知觉的有视觉、运动觉、平衡觉，其中视觉起重要作用，如看到鸟在天上飞，人在行走、乘车和划船时的体验等。

（三）知觉的特性

1. 知觉的整体性　是指在知觉过程中将客观事物的个别属性进行整合的特性。当客观事物作用于人的感觉器官时，人脑会对来自感觉器官的信息进行加工处理，利用已有的经验对缺失的部分加以整合补充，从而把事物知觉为一个整体。如图2-4所示，虽然三角形没有连接，但它具有三角形的基本特征，我们在头脑中反映的就是一个三角形的知觉印象。

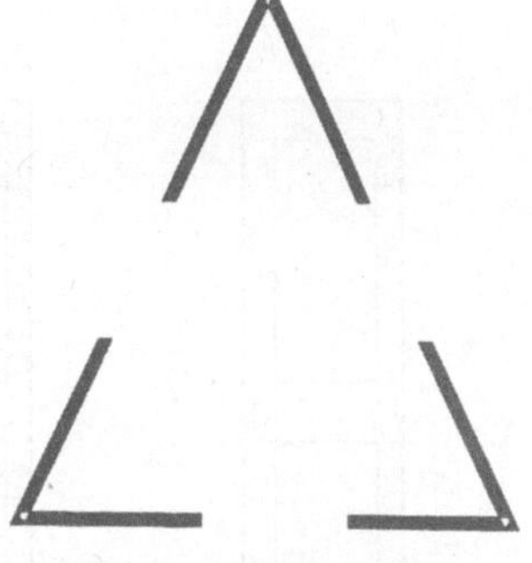

图2-4　知觉的整体性

知觉的整体性说明人的知觉系统具有把个别属性或个别部分综合成为整体的能力。在知觉活动中，人们对整体的知觉还可能优先于对个别成分的直觉。知识经验越丰富，越能识别出事物的关键性特征，从而精确地把握知觉对象。

2. 知觉的选择性　是指在知觉的过程中把知觉对象从背景中区分出来的特性。被选择的知觉对象清晰突出，未被选择的作为背景则模糊。但知觉的对象和背景不是固定不变的，在一定条件下两者是可以相互转换的，如图2-5所示，它既可被知觉为黑色背景上的白色花瓶，也可被知觉为白色背景上的两个黑色侧面人像；如图2-6所示，我们既可看成是一个年轻少女头像，也可看成是一位老妇头像。

由于知觉的选择性，才使人们能够把注意力集中到少数重要的刺激物上，排除次要刺激的干扰，从而更有效地认识外界事物，适应外界环境。

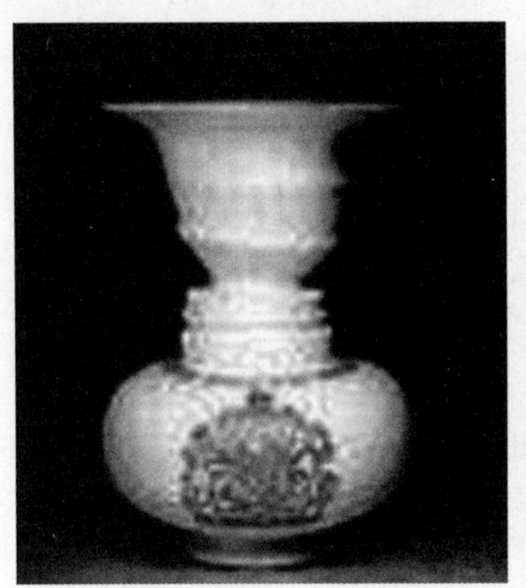

图2-5　花瓶人头相关图

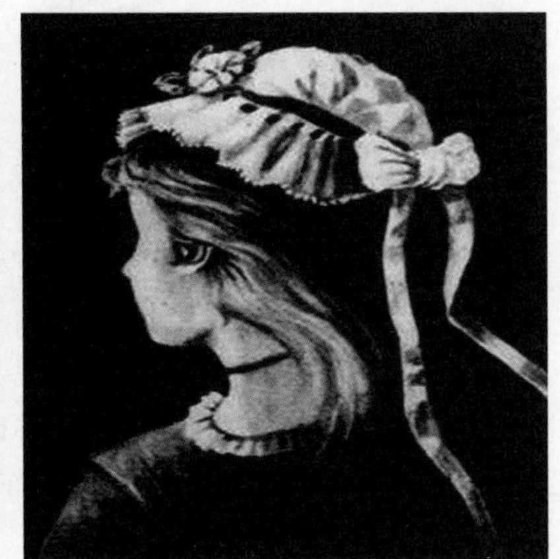

图2-6　少女老妇双关图

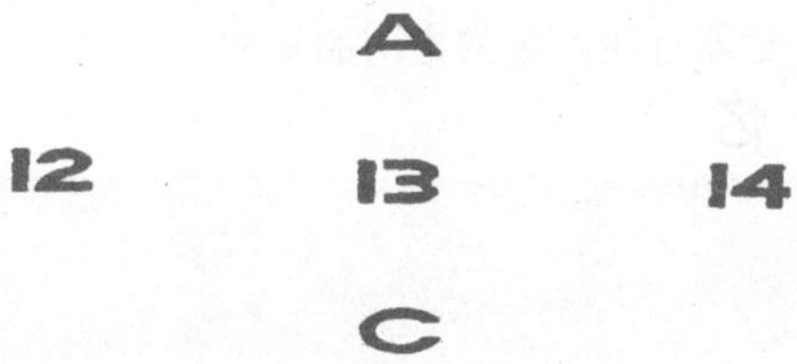

A

12　　13　　14

C

图2-7　知觉的理解性

3. 知觉的理解性　是指在知觉过程中用已有的知识经验对知觉对象进行解释的特性。如有经验的读书人常常“一目十行”，这说明他在阅读时靠过去经验来理解书中的内容。又如图2-7所示，当看问题的角度不同，给出的答案也会不一样。

人对某一事物的知识经验越丰富，对该事物的知觉也就越富有内容，对它的认识也就越深刻。

4. 知觉的恒常性　是指知觉的条件在一定范围内发生变化，而知觉的印象仍保持相对不变的特性。视知觉的恒常性特别明显，一般有颜色恒常、亮度恒常、形状恒常（图2-8）、大小恒常（图2-9）。

知觉的恒常性在实际生活中具有重要意义，保证了人在不同条件下仍能按照事物的真实面目去知觉，这一特性非常有利于人们正确地认识事物，从而适应不断变化的外界事物。

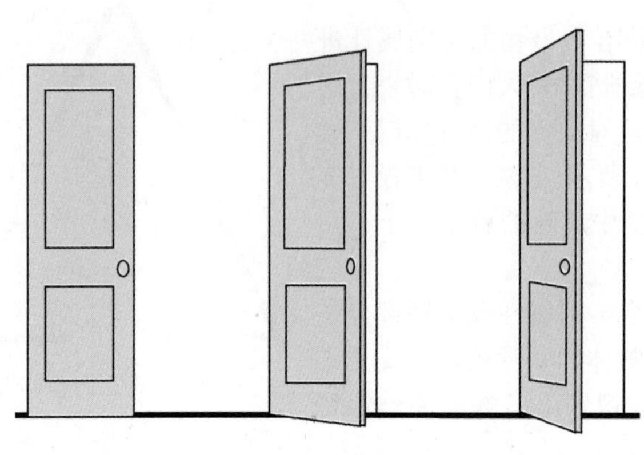
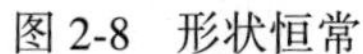

图 2-8　形状恒常

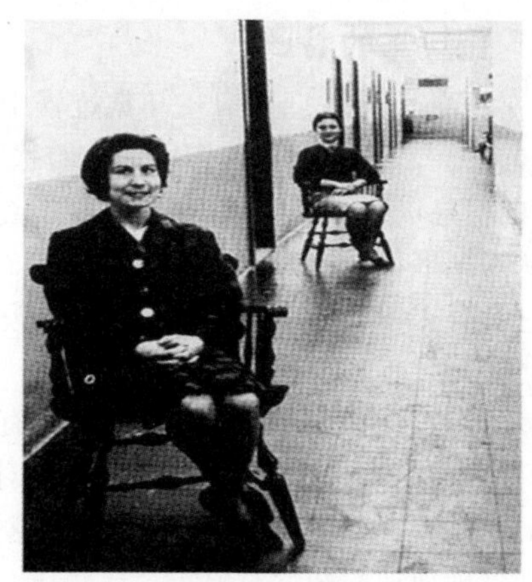

图 2-9　大小恒常

考点:知觉的概念及特性

(四) 错觉

错觉是对客观事物不正确的知觉。在特定条件下所产生的对外界事物歪曲的知觉,这种歪曲常带有固定的倾向,只要客观条件具备,错觉就必然发生,主观的努力是难以克服的。错觉现象十分普遍,在各种知觉中都可发生,其中视错觉最为明显(图 2-10、图 2-11)。

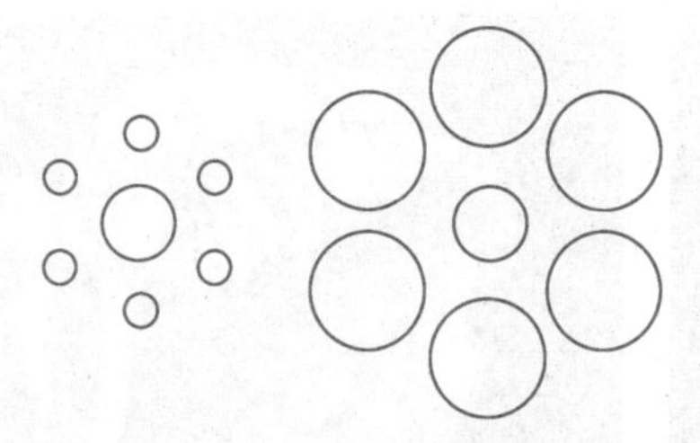

图 2-10　大小圆错觉

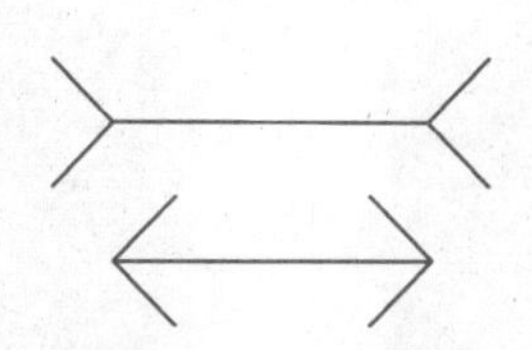

图 2-11　长短错觉

在正常情况下,人们通过实践可将错觉矫正,有助于消除错觉对人类实践活动的不利影响;也可利用错觉产生某种积极效应运用到实践活动中,如军事上的伪装、化装艺术、室内装饰及胖人穿深色和竖条服装显得苗条等。

想一想:正常人的错觉与精神患者的错觉有何区别?

错觉和幻觉都属于特殊的知觉,但两者属于完全不同的知觉障碍。错觉是在有客观刺激下产生的歪曲的知觉;而幻觉则是没有任何客观刺激作用于感觉器官所产生的虚幻的知觉。

三、记　忆

情境案例 2-1

学生:黄佳佳,女,某市卫生学校一年级学生。

班主任:张静,黄佳佳的班主任。

(场景:段考后某天黄佳佳在班主任办公室聊天。)

学生:"张老师,这次段考我特别害怕考解剖、生理这两科,弄得我吃不香、睡不好。"

班主任:"你的学习成绩总体还可以,为什么怕这两科呢?"

学生:"这两科感觉很抽象,难以理解,而且内容又多,背了十几遍都记不住,记住的很快又忘了,常常是前一天晚上背的东西第二天早上起来就不记得了。"

班主任:"你知道问题出在哪里吗?"

学生:"不知道。"

(一) 记忆的概念

记忆是过去经验在人脑中的反映。记忆作为一种基本的心理过程,对保证人正常生活起着重要的作用,使人积累经验,更好地适应环境。从信息加工的观点来看,记忆就是人脑对所输入的信息进行编码、储存和提取的过程。

考点:记忆的概念

(二) 记忆的分类

1. 按记忆的内容分类

(1) 形象记忆:是以感知过的事物形象为内容的记忆。这些具体的形象可以是视觉、听觉、嗅觉、味觉或皮肤觉的形象。例如,对熟人的面容、苹果的味道、母校的建筑物等。形象记忆显著的特点是直观形象性,人的记忆先从形象记忆开始。

(2) 逻辑记忆:是以概念、判断、推理与逻辑思维过程为内容的记忆。例如,人们对概念、公式、规律、法则及自己思想的记忆。逻辑记忆具有高度的概括性、理解性和逻辑性。这种记忆形式是人类特有的。

(3) 情绪记忆:是以体验过的情绪或情感为内容的记忆。对快乐、悲哀、愤怒、恐惧等体验的记忆属于情绪记忆。例如,同学聚会回忆起某次一起郊游时快乐的情绪。情绪记忆比其他记忆更持久,甚至终身不忘。

(4) 运动记忆:是以操作过的动作或运动为内容的记忆。例如,游泳、骑车、学过的技能操作等。识记时比较困难,但一旦形成则保持的时间较长,不易遗忘。

2. 按记忆保持时间的长短分类

(1) 瞬时记忆:又称感觉记忆,是指个体的感觉器官感应到刺激时所引起的短暂的记忆。它是记忆的开始阶段,其特点为信息储存时间极短,为 0.25~2 秒,只存在于感官层面,如不加注意,转瞬即逝;如果加以注意,就会转入短时记忆。

(2) 短时记忆:又称初级记忆,是指瞬时记忆中经过注意能保持到 1 分钟以内的记忆。其特点为信息的储存量有限,记忆的广度为 7±2 个组块。短时记忆是信息处理的中间站,来自瞬时记忆的信息可以在短时记忆中得到加工而转入长时记忆。

(3) 长时记忆:又称二级记忆,是指能够长期甚至永久保存的记忆。一般来源于对短时记忆内容的加工和重复。其特点为信息的存储量无限大;信息保持时间长,在 1 分钟以上直至许多年,甚至终生;信息一旦受到干扰或影响,也会产生遗忘。

瞬时记忆、短时记忆、长时记忆三种记忆类型关系见图 2-12。

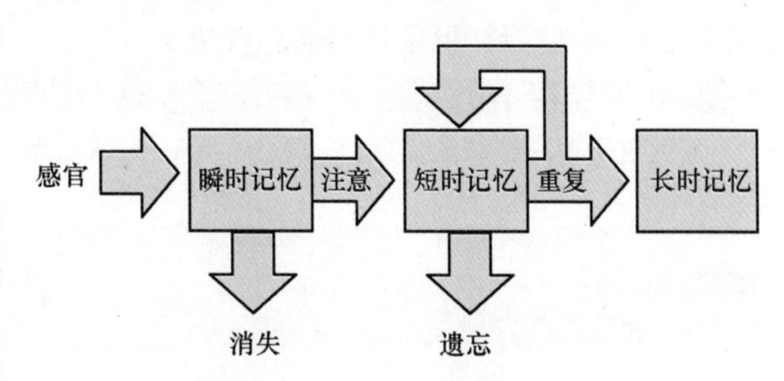

图 2-12 三种记忆类型关系图

(三) 记忆的基本过程

记忆的基本过程包括识记、保持、再认或回忆三个环节,从信息理论的观点来看,记忆就是对输入信息编码、存储和提取的过程。

1. 识记 是识别和记住事物的过程。识记是记忆的开端,是保持的前提。根据识记的目的性和努力程度可以把识记分为无意识记和有意识记。根据识记材料的性质和对材料的理解程度,还可将有意识记分为机械识记和意义识记。一般来说,有意识记优于无意识记,意义识记优于机械识记。平时我们常把机械识记与意义识记结合起来,以相互补充。

2. 保持 是对识记过的事物进行巩固和保存的过程。保持是记忆的中心环节,它是实现再认和回忆的重要保证,也是记忆力强弱和记忆品质优劣的重要标志之一。

3. 再认和回忆　是从人脑中提取信息的过程，是记忆的两种不同的表现形式，是记忆的关键环节。人类记忆的目的不是储存而是提取，再认是指曾经感知过的事物再度出现时能够辨认出来的过程，如多年不见的朋友，再次相遇时能相认；回忆是指曾经感知过的事物不在面前时能够回想起来的过程，如有一位朋友，虽然多年不见，仍能记起他的模样。一般来说，再认比回忆容易，能回忆的一般都能再认，能再认的不一定能回忆。

考点：记忆的基本过程

想一想：考试时，为什么绝大多数人都喜欢做选择题和判断题，不喜欢做填空题和问答题？

（四）遗忘

1. 遗忘的概念　遗忘是对识记过的事物不能再认和回忆或出现错误的再认和回忆。遗忘与保持是相反的过程。

遗忘可分为永久性遗忘和暂时性遗忘。永久性遗忘是短时记忆的遗忘，是由于短时记忆的材料未经复习，没有转入长时记忆便消退而遗忘，无法再认或回忆；暂时性遗忘就是长时记忆的遗忘，记忆内容受到干扰暂时不能被提取，但在适宜条件下，还可能恢复起来的记忆。

2. 遗忘的原因　目前较公认的遗忘原因有干扰、消退、提取失败、压抑等学说。例如，受新旧信息相互干扰而遗忘；时间久存的事物在脑中留下的痕迹得不到强化而逐渐减弱以至最后消退；从大脑记忆库中检索不当或不足，造成不能提取或错误的提取信息；受压抑而遗忘也比较常见，由于紧张，考试时学过的内容想不起来了，如很多优等生在考试的时候反而失败，就是受到压抑干扰的原因。

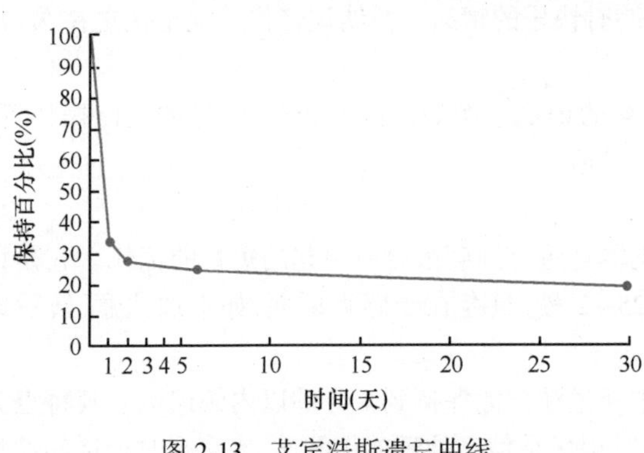

图 2-13　艾宾浩斯遗忘曲线

3. 遗忘规律　遗忘受多种因素的影响，为了防止遗忘，我们必须掌握遗忘规律。

（1）遗忘与时间有关：德国心理学家艾宾浩斯对遗忘现象进行了系统的研究，并将遗忘规律绘制成坐标图，称为“艾宾浩斯遗忘曲线”（图 2-13）。遗忘的速度与时间成正比，时间越长，遗忘越多；遗忘的进程是不均衡的，呈现出“先快后慢”的特点。

（2）遗忘的多少与识记材料的数量和性质有关：识记的材料数量越大，遗忘越多；无意义材料、抽象材料比有意义材料、形象材料遗忘得快。

护考链接

下列对于遗忘规律的描述，正确的是　A. 先快后慢　B. 先慢后快　C. 时快时慢　D. 匀速减少　E. 加速减少

解析：根据艾宾浩斯遗忘曲线，得知遗忘的速度与时间有关，遗忘的进程是不均衡的，呈现“先快后慢”的特点。正确答案为 A。

（3）遗忘与个体学习的程度、学习方式有关：对学习程度方面而言，学习重复的次数越多，就越不容易遗忘，但从经济高效的角度来看，超额学习 50% 最佳；对学习方式方面而言，单纯反复阅读要比反复阅读与试图回忆相结合更易遗忘。

（4）遗忘的多少与个体的心理状态有关：个体的心理状态如需要、动机、兴趣、态度、情绪状态等都与遗忘有密切关系。一般而言，能满足个体需要或能引起个体愉快情绪体验的材料不易遗忘。

考点：遗忘的规律

（五）记忆的品质

记忆力存在个体差异性，有的人记忆力很强，有的人则十分健忘。一个人记忆力的强弱，主要通过以下四个方面来衡量。

1. 敏捷性 是指记忆速度的快慢，即以在单位时间内能记住或回忆多少事物来衡量。有的人能“一目十行，过目不忘”，有的人看很多遍才能记住。

2. 持久性 是指记忆内容保持时间的长短。具有持久性的人，能将识记过的材料保持很久，有的甚至终身不忘。

3. 准确性 是指对记忆内容提取的正确度。它是记忆最重要的品质。如果不具备准确性，即使识记再快、保持再久，也毫无意义。

4. 准备性 是指从记忆内容中及时提取所需内容的能力。具有较高准备性的人，能在需要时及时从记忆内容中提取信息并加以运用。因此，具有准备性在人的实践活动中具有重要意义。

记忆的品质是相互联系、相互影响的。从整体上看，只有具备以上四个特征，才算是拥有良好的记忆品质。

情境案例 2-1 分析

卫校学生黄静主要表现为记忆品质中的持久性不够好，记忆内容保持时间很短，即使重复背诵，也没办法使短时记忆转入长时记忆，主要是没有掌握科学的记忆方法，只是采取单纯的机械识记，没有对知识点进行理解，因此容易遗忘，导致学习成绩不理想。

（六）记忆力的培养

个体应针对自己记忆品质的优劣，选择科学的记忆方法，以增强记忆力。

1. 明确记忆目的 目的越明确，记忆效果越好。这样有利于培养记忆的敏捷性，因为只有人们认为重要的材料，才会主动去学习和记住它们。

2. 培养学习兴趣 俗话说兴趣是最好的老师，对所学的内容有了浓厚的兴趣，就会积极主动、心情愉快地学习，注意力高度集中能促进记忆的持久性。

3. 组织有效的复习 根据“先快后慢”的遗忘规律，应在识记后及早复习，加强记忆的持久性；合理分配复习时间。研究证明，分散复习比集中复习效果好；反复阅读应与试图回忆相结合；复习时要采用读、听、写、看相结合，并积极用脑思考。

4. 加强理解 理解是记忆的基础，理解越深，记忆的持久性就越好。多想、多琢磨的记忆过程，比不求甚解、死记硬背的效果好，且能促进记忆的准备性。

5. 选择适当的方法 减少记忆组块，记忆的组块数界定在 7±2 范围内；利用语言的音韵和节律帮助记忆，如可编成顺口溜来记；也可利用联想法记忆。

6. 减少干扰和抑制 避免前摄抑制或倒摄抑制的影响。前摄抑制是指先学习的材料对记忆后学习的材料所产生的干扰作用；倒摄抑制是指后学习的材料对记忆先学习的材料所产生的干扰作用。减少前后学习材料之间的干扰有助于增强记忆的准确性。

7. 合理用脑 增强营养，劳逸结合，加强锻炼，保持健康乐观的情绪，对记忆的培养非常重要。

情境案例 2-1 师生对话

班主任：“你每次课后是否都进行了复习？”
学生：“没有，我总是要等到考试前才加班加点复习的。”
班主任：“复习时，你是死记硬背，还是在理解的基础上记忆？”
学生：“好多知识点我不懂，所以就干脆死记硬背了。”
班主任：“你要想提高成绩，课后要及时复习，充分理解知识点，边记边写，考试前强化巩固。”
学生：“老师我明白了，谢谢你的指导！”

四、思　维

（一）思维的概念

思维是人脑对客观事物间接的和概括的反映，是认识过程的高级阶段。它能揭示事物的本质特征和内部联系，并主要表现在概念形成和问题解决的活动中。

（二）思维的特征

1. 间接性　是指思维借助其他事物为媒介来进行反映。例如，医生通过脑电图波形可以间接地了解患者脑的活动。正因为思维具有间接性，人们才可能认识那些没有直接作用于人的感官的事物和属性，从而揭示事物的本质和规律。

2. 概括性　是指个体对客观事物的本质特征和内在规律的反映。例如，枣树、苹果树、梨树、桃树等植物，均有根、茎、叶，而且还结出可食用的果实，人们把这些植物概括为“果树”。

考点：思维的概念与特征

（三）思维的分类

1. 根据思维的方式不同分类

（1）直观动作思维：是以实际动作来解决具体问题的思维过程。1~3岁婴幼儿的思维主要是动作思维，在实际生活中成人也常常依赖动作思维来解决一些问题，但水平要比幼儿更高，并伴随着形象思维和抽象思维。例如，机械师修理汽车就依靠实际动作来解决问题。

（2）具体形象思维：是利用具体形象解决问题的思维。3~6岁儿童主要以形象思维为主，文学家、艺术家、设计师较多运用这一思维方式。

（3）抽象逻辑思维：是以抽象的概念和理论知识来解决问题的思维，是人类所特有的高级思维方式。人只有到青年后期，才具有比较发达的抽象思维。例如，学生运用公式解答数学问题。

2. 根据探索问题答案的方向不同分类

（1）聚合思维：又称求同思维，是把问题提供的各种信息聚合起来，得出一个正确的或最好的答案的思维。例如，医生根据患者的症状、体征及各种检查的结果做出正确的诊断，就属于聚合思维。

（2）发散思维：又称求异思维，是根据问题提供的信息沿着不同方向去积极思考，找出符合条件的多种答案、解决方法或结论的思维。例如，医生在治疗疾病时可考虑采用药物、手术或中西医结合等治疗方法，就属于发散思维。发散思维的能力与创造力密切相关。

3. 根据思维的主动性和独创性不同分类

（1）习惯性思维：是指以已有的知识经验主动地解决问题的连贯性思维。例如，当发现患者高热时，即采取物理降温措施。

（2）创造性思维：是指在思维过程中产生一些新颖的、前所未有的、具有社会价值的思维，是多种思维的综合表现，是智力高度发展的体现。

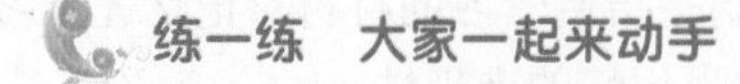

如何用六根火柴（牙签）搭成六个等边三角形？

（四）思维过程

对反映事物外部现象和特性的感知材料进行加工，以揭露事物内部本质特征和规律性联系的心理过程就是思维过程。其通过以下一系列活动得以实现。

1. 分析与综合　分析是在头脑中将事物的整体分解为各个部分或各种属性的过程；综合是在头脑中将事物的各个部分、各个特征、各种属性结合起来，形成一个整体的过程。分析与综合是同一思维过程的两个方面，贯穿着整个思维过程。

2. 分类与比较　分类是将事物区别归类，比较是确定几种事物的异同。通过比较才能将事物鉴别分类，分类是比较的前提，比较是分类的基础。

3. 抽象与概括　抽象是在头脑中把事物的本质特征抽取出来，舍去非本质特征的思维过程；概括是在头脑中把抽象出来的本质特征加以综合，并推广到同类事物中去的思维过程。抽象与概括的过程，实质上是在比较的基础上而进行的更高级的分析综合过程。

（五）解决问题的思维过程

思维过程体现在解决问题的活动中，解决问题是思维活动的动力。解决问题的心理过程有知、情、意共同参与，其中思维活动是关键，解决问题可分为以下四个阶段。

1. 发现问题　是解决问题的开始阶段和重要前提，也是衡量思维发展水平的重要标志。只有善于发现问题又能抓住问题的核心，解决问题才有正确的方向。

2. 分析问题　发现问题之后，必须对问题进行全面深入的分析，找出问题的原因和关键所在，分析得越透彻，越有利于问题的解决。

3. 提出假设　在分析问题的基础上，寻求解决问题的方案是问题解决的关键。方案常以假设方式提出。

4. 检验假设　假设只是对解决问题的一种推测，必须经过验证。假设是否正确需依据实践结果来判定，如果问题解决了，就证明假设是正确的；如果问题没有解决，那就要重新审视问题，进行分析、提出假设、再检验假设。

解决问题受许多因素的影响，如迁移作用、定势作用、动机强度、情绪状态和个性因素等的影响。

考点：解决问题的思维过程

第2节　情绪与情感过程

情境案例 2-2

张某：女，15 岁，初三学生，由于反复原因不明腹泻入院检查。

医生："你拉肚子有多长时间了？"

张某："有两三个月了。"

医生："每天拉几次？"

张某："不是每天都拉，就是一有考试就拉，考试一结束，不用吃药就好了。"

医生："你还记得第一次是发生在什么时候吗？"

张某："好像是段考前两三天，莫名其妙就拉肚子了，还差点耽误了考试。"

医生："你做了哪些检查？"

张某："验了大便，做了 B 超都没问题。医生，我到底得了什么病？"

一、情绪与情感的概念

情绪与情感是指人们对客观事物是否符合自身的需要而产生的态度体验。情绪与情感是人们对客观事物的一种反映形式，客观事物是产生情绪与情感的源泉。当客观事物满足了人的需要，就会引起人的诸如快乐、满意、爱慕等积极的情绪；当客观事物不能满足人的需要，就会引起人的诸如悲哀、愤怒、恐惧等消极的情绪。情绪与情感是两个既紧密联系又有区别的概念，一方面表现在情绪侧重于外部表现，情感侧重于内心体验；另一方面表现在两者相互依赖，情绪是情感的外在表现，情感是情绪的本质内容。

二、情绪与情感的分类

（一）情绪的分类

从生物进化的角度来看，人的情绪可分为基本情绪和复合情绪。基本情绪是人与动物共有的，复合情绪则是由基本情绪的不同组合派生出来的。

1. 基本情绪

(1) 快乐:是指期盼的目标达到时产生的情绪体验。快乐强度取决于需要满足的程度,快乐等级可分为满意、愉快、欢乐、狂喜等。

(2) 悲哀:是指在失去自己所爱的人和物或自己的愿望破灭时所产生的情绪体验。悲哀强度取决于失去对象的重要性,悲哀等级可分为遗憾、失望、难过、悲伤、极度哀痛等。

(3) 愤怒:是指由于其他人或事妨碍目标到达时产生的情绪体验。愤怒强度取决于对其妨碍作用的大小和察觉的程度,愤怒的等级可分为不满、愠怒、大怒、暴怒等。

(4) 恐惧:是指个体企图摆脱某种危险情境但又无能为力时产生的情绪体验。引起恐惧的原因是自身缺乏处理危险情境的能力,恐惧的等级可分为惊讶、害怕、惊骇、恐怖等。

2. 情绪状态　根据情绪发生的强度、速度、紧张度和持续性,可把人的情绪状态分为三类。

(1) 心境:是一种微弱而持久的情绪状态。心境不是对某种事物的特定体验,而是以同样的态度体验对待一切事物。心境具有广泛、弥散、持久的特点,影响着人在一段时间内整个的精神状态,如"喜则见喜,忧则见忧"说的就是心境。积极良好的心境能使人精神振奋,发挥创造性,乐观对待困难,提高学习和工作效率;消极不良的心境会使人精神不振、意志消沉、妨碍工作和学习。因此,要善于调节和控制自己的心境,形成和保持良好的心境。

(2) 激情:是一种强烈而短暂的情绪状态。激情具有激动性、冲动性的特点,常常伴有生理变化和明显的外部行为表现,如狂喜时欢呼雀跃、愤怒时暴跳如雷、懊恼时捶胸顿足等。激情有积极和消极之分,积极的激情能调动人的潜力,可激励人去攻克难关,增加克服困难的决心和勇气;消极的激情使人的认识活动范围缩小,理解力和自制力明显下降,不能正确评价自己行动的意义及后果,出现不顾一切的不良行为。因此,对于消极的激情必须有意识地加以控制,对于积极的激情则不必过分地抑制,可以让它成为行动的一种巨大动力。

想一想:如何调控自己的消极激情,以避免产生不良后果?

(3) 应激:是指出乎意料的紧急情况下所引起的高度情绪紧张状态。突发事件、意外事故、过强的精神刺激都可导致应激状态。积极的应激状态可使人意识清晰、思维敏捷、情绪稳定,可"急中生智"地及时摆脱困境,转危为安;消极的应激状态会使人意识模糊、思维迟钝、情绪失常,导致"急中丧智"而无法应对,陷入困境。长期处于应激状态下的人,可发生强烈的应激反应。临床上身心疾病的发生常与应激反应密切相关。

情境案例 2-2 医患对话

(场景:医生诊疗室。)

医生:"你拉肚子不是身体出了问题,是情绪出了问题。"

张某:"我不相信!情绪问题会让人身体出毛病?"

医生:"人的情绪与身体密切相关,不良情绪可引起生理反应,身体疾病也可引起情绪反应。"

张某:"原来是这样,那我该怎么办?"

医生:"建议你到心理门诊接受治疗,把情绪问题解决了,身体自然就没事了。"

张某:"好的,谢谢您!"

(二) 情感的分类

情感是指与人的社会性需要相联系的主观体验,它反映了人们的社会关系和社会生活状况。人类高级的社会性情感主要分为三大类。

1. 道德感　是指根据一定的社会道德标准,评价人的言行、思想、意图时所产生的情感体验。道德感在高级情感中占有特殊的地位,它对人们的实践活动起着重要的作用,如民族的尊严和自豪感,对公益活动的责任感,对集体的荣誉感,对患者的同情感都属于道德感。

2. 理智感　是人们认识和追求真理的需要是否得到满足而产生的情感体验。理智感是在人们的认识活动中发生和发展起来的，人们的求知欲、好奇心、惊奇感、喜悦感、自信感等都是理智感的不同表现形式。

3. 美感　是按照一定的社会美和自然美的标准评价事物时所产生的情感体验。美感包括自然美感、社会美感和艺术美感三类。

护考链接

从情绪、情感的范围来看，自信感属于　A. 道德感　B. 喜悦感　C. 美感　D. 理智感　E. 求知欲

解析：理智感是人们认识和追求真理的需要是否得到满足而产生的情感体验。人们的求知欲、好奇心、惊奇感、喜悦感、自信感等都是理智感的不同表现形式。正确答案为D。

三、情绪与情感的功能

(一) 适应功能

情绪与情感是个体适应环境、求得生存和发展的重要方式。婴儿早期通过情绪传递信息，表达自己的需要以获得成人的关心；成人生活中，通过情绪与他人交流来表达自己的生存状况和需要。这种功能可以增强群体内的凝聚力，而且有提高个体社会适应能力的作用。

(二) 动机功能

情绪与情感是动机系统的一个基本成分。积极的情绪与情感对行为有促进作用；消极的情绪与情感对行为有抑制作用。研究表明，适度的紧张和焦虑能促使人积极地思考和解决问题。

(三) 组织功能

情绪与情感是心理活动的组织者，它不仅对其他心理活动具有组织作用，而且影响个体行为。积极的情绪与情感对活动起着协调和促进作用；消极的情绪与情感对活动起着瓦解和破坏作用。

(四) 信号功能

情绪与情感在人与人之间具有传递信息、沟通思想的功能，这种功能是通过情绪的外部表现，即表情来实现。表情具有信号传递作用，属于一种非言语性交际。人们可以凭借一定的表情来传递情感信息和思想愿望。

(五) 健康功能

情绪调控的好坏会直接影响人的身心健康，积极的情绪有助于身心健康；消极的情绪会引起人的各种疾病。有许多身心疾病与人的情绪失调有关，如溃疡病、偏头痛、高血压、哮喘、癌症等。保持积极、乐观的情绪是身心健康的重要保证。

情境案例 2-2 分析

张某主要是因为考试失利，自责心理严重，对自己缺乏信心，对考试产生恐惧、焦虑等紧张情绪，从而引起心因性躯体反应。

第3节　意志过程

情境案例 2-3

李非：某职业学校一年级新生，被精彩的运动会竞争的场面所震撼，决心锻炼身体，争取在下一届运动会上也能有所作为，但只坚持了4天就放弃了自己的计划。

老师："你是怎么进行训练的?"

李非："第一天，天刚亮我就起床跑步，跑了5圈，感到很满意。第二天，我也跑了5圈，可感觉比第一天累，也没了新鲜感。第三天，我在床上经过了一番思想斗争才起床，付出了极大努力才跑完5圈。第四天，一想到那漫长的跑道、孤单的身影、疲惫的双腿和喘不上气时的难受情形，就有一种说不出的恐惧与厌烦，我再也无法说服自己从床上爬起去训练。"

一、意志的概念

意志是人们有意识地支配和调节自己的行动,克服困难去实现目的的心理过程。意志通过行动表现出来,受意志支配的行动称为意志行动。

二、意志行动的特征

(一) 具有明确的目的性

这是意志行动的前提,人类行动的本质就是有目的、有计划、有步骤、有意识的行动。意志行动的目的性越明确、越远大,行动的盲目性和冲动性也就越小。

(二) 与克服困难相联系

这是意志行动的核心。意志行动只有在克服困难的过程中才能体现,没有困难的行动不是意志行动。意志的强弱主要是以克服困难的大小为衡量标准。

(三) 以随意运动为基础

人类的行动可分为不随意运动和随意运动,不随意运动是指不以人的意志为转移的、自发的、控制不了的运动,它属于无条件反射性质;随意运动是指由人的主观意识控制的运动,属于条件反射性质。随意运动是意志行动的基础,人只有掌握了必要的随意运动,才有可能顺利完成意志行动。

三、意志的品质及培养

(一) 意志品质

1. 自觉性　是指一个人有明确的行动目的,并能充分认识行动的意义,使自己的行动服从正确目的和社会要求的品质。有自觉性的人,能够独立、主动地调控自己的行动,去实现目的。与自觉性相反的是受暗示性和独断性。

2. 果断性　是指一个人善于明辨是非,抓住时机做出决定和执行决定的品质。果断性以自觉性为前提,以大胆勇敢和深思熟虑为基础。需要立即行动时,能当机立断,毫不犹豫;当不需要立即行动或情况发生变化时,又能立即停止执行或改变决定。与果断性相反的是优柔寡断和草率。

3. 坚韧性　是指在行动中,百折不挠地克服困难,坚决地实现预定目的的品质。经得起长期磨炼是坚韧性基本特征之一,具有坚韧性的人,有顽强的毅力,不达目的不罢休;但当情况发生变化时,能够灵活地采取新措施,坚持对目的的追求。与坚韧性相反的是顽固性和动摇性。

4. 自制性　是指在行动中善于控制情绪,约束自己言行的品质。自制性表现在对自己的情绪、动机、兴趣等心理过程的控制和约束。与自制性相反的是任性和怯懦。

考点: 意志品质

情境案例 2-3 分析

李非计划失败的原因主要有:首先,起始目标较高,一开始就要跑5圈,有些不现实;其次,缺乏坚韧性,缺乏克服困难的勇气,无法坚持下去;再次,自制力不强,遇到困难不能控制自己,而且把困难想象得较为可怕。

(二) 意志品质的培养

良好的意志品质不是生来就有的,它需要在后天的教育和实践活动中有目的地加以培养。良好意志品质的培养,可以从以下几个方面进行:①确定行动目的,培养正确的世界观、人生观和价值观;②加强抗挫教育,充分发挥集体和榜样的作用;③注意因人而异,采取针对性的培养措施;④参加实践活动,取得意志锻炼的直接经验;⑤加强自我锻炼,不断提高认识,保持稳定的情绪。

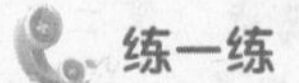

每位同学根据自身实际,拟定一份意志品质培养的行动计划。

小结

心理过程包括认识过程、情绪情感过程和意志过程。认识过程包括感觉、知觉、记忆、思维等。感觉是对客观事物个别属性的反映，知觉是对客观事物整体属性的反映，记忆是过去经验在人脑中的反映，思维是客观事物间接的和概括的反映。人们认识客观事物时所产生的态度体验就是情绪情感过程。人们有意识地支配和调节自己的行为，克服困难达到目的的心理过程就是意志过程。认识过程、情绪情感过程和意志过程相互联系，相互影响。

自测题

一、名词解释

1. 感觉 2. 记忆 3. 心境 4. 意志

二、填空题

1. 知觉的特性有________、________、________和________。

2. 记忆的基本过程包括________、________、________。

3. 思维的两个特征是________和________。

4. 情绪状态有________、________、________。

三、选择题

1. “入芝兰之室，久而不闻其香；入鲍鱼之肆，久而不闻其臭”指的是感觉的哪一特性(　　)

A. 选择性　B. 适应性
C. 联觉现象　D. 对比
E. 后像

2. 人脑对直接作用于感觉器官的客观事物整体属性反映的是(　　)

A. 感觉　B. 知觉
C. 思维　D. 记忆
E. 意志

3. “感时花溅泪，恨别鸟惊心”这种情绪状态是(　　)

A. 应激　B. 激情
C. 心境　D. 美感
E. 悲哀

4. 良好的意志品质不包括(　　)

A. 自觉性　B. 果断性
C. 坚韧性　D. 冲动性
E. 自制力

四、简答题

1. 加强记忆的方法有哪些？
2. 情绪与情感的功能有哪些？
3. 如何培养良好的意志品质？

（卢　萍）

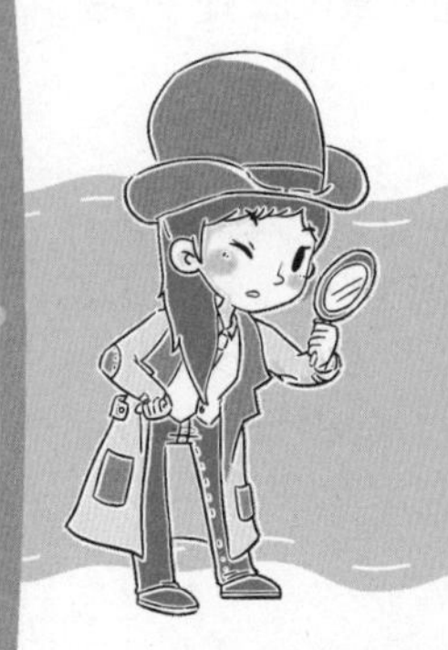

第3章 个性心理

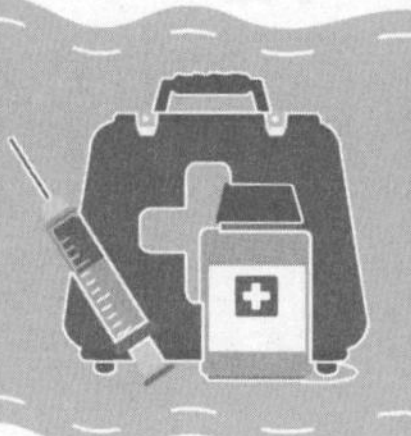

个性是心理现象的重要组成部分,在现实生活中对我们影响至深。个性是一种十分复杂的心理现象。有的人思维敏捷,有的人思维迟钝;有的人意志坚强,有的人意志薄弱;有的人性情温和,有的人脾气暴躁;有的人胸襟广阔,有的人胸襟狭隘。凡此种种,说明每个人都有自己与他人不同的心理特点。通过本章的学习,有助于对人格特征的理解和调整,进而改善与塑造自我,形成完整、统一、和谐的人格,以便应用于护理工作实践之中。

第1节　个性的概述

情境案例 3-1

患者:小李,22岁,未婚,医院护士,平素胆小怕事,孤僻内向,易伤感。半年前得知一位同事在工作中不慎感染了艾滋病毒,当时她紧张得一夜没睡好。次日上班为患者抽血、输液时戴了3层手套,还是觉得不放心。

(场景:某医院门诊输液室,小李因感冒发热,在科室输液,看到针头戳入自己的静脉血液回流时,突然惊恐万分,感到心悸气短、头晕冒汗、全身发抖,产生窒息感和濒死感。以后每周发作两三次,最近两天每天出现一次这种情况,无法正常上班。)

一、个性的概念

(一) 个性的概念

个性也叫人格,人格一词对我们来说并不陌生,但心理学中的人格有别于日常生活中的习惯用语,是把人格视为人品,从道德上和伦理上对人的一种评价。通常所说某人不要侮辱我的人格,说明某人侵犯了他人的名誉和尊严,这里所指的人格带有法律和伦理道德的意味,与心理学所讨论的人格不完全相同。

由于个性的复杂性,心理学界尚未对人格形成统一的定义,但依据我国第一部心理学词典——《心理学大词典》中对人格的表述,反映了多数学者的看法,即“个性,也可称人格,是指一个人的整个精神面貌,即具有一定倾向性的心理特征的总和”。

(二) 个性心理结构

1. 个性倾向性　是决定人对客观事物的态度和行为的基本动力,主要包括:需要、动机、兴趣、爱好、理想、信念和世界观等。人格倾向是人格系统的动力结构,是人格结构中最活跃的因素,具有积极性和选择性,决定着人对周围世界认识和态度的选择及趋向。人格倾向性中的各个成分之间相互影响互相制约。

2. 个性心理特征　是人格中比较稳定的心理特点,包括气质、性格和能力三个部分。人格心理特征集中反映了人精神面貌的独特性,并受到人格倾向性的影响与制约,人格倾向性在很大程度上能反映人格心理特征。

3. 自我意识　是个体对所有属于自己身心状况的意识,包括自我感知、自我分析、自我评价、自我体验、自我调控等。自我意识是个性系统的自我调节结构，如果自我意识失调，会导致“人格障碍”。

考点：个性的概念及结构

二、个性的特征

1. 个性的整体性　个性是人的整体精神面貌的表现，是一个人的各种倾向性和个性特征的有机结合。个性的各部分之间相互影响、相互制约组成复杂的个性体系，使人的内心世界、个体动机与外显行为之间保持一致。否则将会导致人格分裂的病态特征。

2. 人格的独特性　世界上不会存在完全相同的两张面容，也不会存在完全相同的两个个体。个体之间的区别，不仅是外貌长相，还在不同个性方面具有显著区别，如每个人的兴趣、爱好、气质、能力各有不同。在人格具有独特性的同时，不同个体之间也有一定的相似性，如不同的个体可有同样的兴趣爱好等。

3. 个性的稳定性与可变性　个性结构是比较稳定的，它对人行为的影响是长期的、一贯的，在其形成和发展过程中受内外条件影响，并形成固化趋势，但这种趋势本身就是一种变化，如个体由幼稚走向成熟，而且成熟之后，也会发生某些改变，如兴趣的转变等。因此，个性具有稳定性特点，但并不排斥其具有可变性，两者更体现在人生的丰富和多变之上。

4. 个性的生物性和社会性　个性在发展变化中，要受到生物条件和社会条件制约，所以同时具备生物属性和社会属性，其能够影响人格发展的走向。人的生物属性是个性形成的基础，体现在先天、遗传和生理条件等方面，影响着个性发展道路和方式。但是个性的发展不能脱离社会实践活动，否则不会形成个性。“狼孩”的例子就充分说明了这一点。

考点：个性的特征

三、个性形成与发展的影响因素

影响个性形成与发展的因素，主要是先天遗传和环境，两者相互作用，决定了个性的形成和发展。换言之，个性就是在生物遗传的基础上，在一定社会环境的影响下，通过实践活动逐渐形成和发展起来的。

1. 生物遗传因素　是个性形成和发展的自然基础。遗传基因携带父母的生物特征，并传递给子女，影响人的体态、体质和容貌。遗传对个性各部分的作用不完全相同，如气质和智力受其影响明显，而对价值观影响较少。另外，神经系统的特征不同、高级神经活动的类型不同、内分泌系统分泌激素的水平不同，会使人的人格形成和发展显示出不同的特点。此外，人的体态、体质和容貌，也是影响个性形成和发展的生物因素。例如，有人因容貌出众而自负，有人因先天不足而自卑。总之，生物因素只为个性的形成和发展提供了一种可能性，而不能决定个性的发展。

2. 环境因素　环境是影响个性形成和发展的另一重要因素。这里所说的环境主要指社会环境，包括家庭、学校和社会文化环境等。

（1）家庭环境：家庭是个体最早接触的环境，包括家庭气氛、家庭经济条件和社会地位，父母的教养态度与方式等所造成的影响。

父母是孩子最早的导师，父母的言行对儿童的性格形成有潜移默化的作用。父母如果对孩子持民主、平等的态度，容易建立良好的融洽的亲子关系，有利于保持儿童稳定的情绪，形成自尊、自信、友善的人格特点；父母之间关系和睦，互相尊重和理解，形成支持性的家庭气氛，也会对孩子的人格成长有积极影响；父母对家庭、工作有责任感，身体力行；尊重长辈，奉养亲人；奉公守法，尊重社会公德，都会对孩子的个性、成长产生良性的影响。

（2）学校环境：父母需要工作及家庭事务社会化服务，造成孩子在一定年龄段后，有相当长的时间是在教育机构中度过的，而且当今社会知识的传承也离不开学校教育。因此，课堂教学内容，班集体气氛，师生关系，教师的管理教育方式，教师的作风、态度、思想品质，同学之间的关系，对个性的形成和发展都有着深刻的影响,其中,管理教育方式的影响尤为深刻。

(3) 社会文化环境:社会文化可以塑造相同社会环境内不同个体的相似性,这种相似性具有维系社会稳定的功能,使每个人能稳固地“嵌入”整个文化中。社会文化对人格的影响程度取决于社会氛围、个体倾向和自控能力等。古代的“孟母三迁”,讲述的是孟子的母亲为了孟子的成长,寻找良好环境的故事。

(4) 早期童年经验:研究表明,个性的成长受到童年经验的影响,幸福的童年有利于儿童发展健康的个性,不幸的童年也会使儿童形成不良的个性。但两者不存在对应的关系。早期经验不能单独对个性起决定作用,它与其他因素共同决定着个性的形成与发展。

(5) 生态环境、气候条件、空间拥挤程度等物理因素也会影响到个性的形成和发展。

在一些地广人稀的地方,人们更多的是与自然环境打交道,讲究直来直去,率性而为,不太考虑他人的感受;而人口密集的地区则要考虑自己的行为会不会影响别人,这些人说话声音相对较小,也爱绕弯子,但自我约束能力较好。气候稳定,温暖湿润的地方往往是农耕区,这里的人更渴望稳定的生活,如中国古代的江南,人文繁荣,但缺乏冒险精神;而草原和沿海的人,没有稳定的收成,或逐草而居或深入大海,所以他们更具冒险精神。

另外,气温也会提高某些人个性特征的出现频率,如高温的天气使人烦躁不安,对他人采取负面的反应,容易发生冲突。

情境案例 3-1 分析 1

个性的形成与生物遗传因素、家庭环境、学校环境、社会文化环境、早期童年经验等密切相关。本案例中的求助者,到心理科会诊后诊断为强迫性人格障碍。从她的成长过程及临床症状,我们不难看出个性的形成受到上述因素的影响。

第 2 节 个性心理特征

一、能 力

(一) 概念

能力是指成功地完成某项活动所必需的心理特征,它直接影响活动效率。一般来说,能力是在活动中形成与发展,并在活动中表现出来的。例如,一名医生要对患者做出准确的诊断,除了具备必要的医学知识外,还要具备敏锐的观察力、良好的沟通与影响患者的能力,以及一定医疗器械的操作能力等。

(二) 能力的分类

1. 一般能力和特殊能力 一般能力是指在任何活动中都必须具备的能力。具体表现为观察力、注意力、记忆力、想象力和思维能力五个方面,也就是人们通常所指的智力。特殊能力是指在某种专门活动中所表现出的能力。它是顺利完成某种专业活动的心理条件。例如,音乐活动中必须具备音乐表演能力和节奏感能力;而在美术活动中则需要色彩的鉴别力、形象记忆力和空间比例关系的辨别能力,缺乏这些专业能力就无法保证他们顺利完成。

一般能力与特殊能力是互相影响,互相制约的。人们要顺利进行某种活动,必须既有一般能力,又要具有与其活动有关的特殊能力。一般能力的发展,为特殊能力的形成和发展创造了有利条件。在各种互动中发展特殊能力的同时,也将促进一般能力的发展。

2. 实际能力和潜在能力 能力有两种涵义:一是已经表现出来的实际能力;二是潜在的能力;通过个体的发展成熟和学习实践,潜在能力有可能转变为实际能力。

(三) 能力的形成和发展

能力的形成和发展是许多因素共同作用的结果,这些因素在不同时期起着不同作用。

1. 遗传素质 素质是有机体与生俱来的某些生理解剖特点，它是能力形成和发展的自然前提。例如，先天或早年聋哑人难以发展音乐能力，严重的早期损伤或脑发育不全缺陷将成为能力发展的障碍。

2. 营养状况 对能力形成和发展有很大作用，尤其是在胎儿期和早期儿童的成长过程中更为突出。严重的营养不良将影响脑细胞的发育，影响有机体心理功能的发展。

3. 教育 包含早期教育和学校教育等方面。有学者经研究后提出，如把17岁时人所能达到的一般能力看做100%，那么从出生到4岁就获得了50%，还有30%是4~8岁获得，其余20%是8~17岁获得。因此，儿童早期生活环境和教育应当在遵循儿童身心发展规律的基础上安排和进行。

4. 社会实践 社会实践活动对能力的发展起着重要作用，不同职业的劳动实践因其特殊要求制约着人的能力发展方向。

(四) 能力发展的个别差异

心理学研究表明，人的能力的个别差异可以以质和量两个方面分析。质的差异表现为能力类型等方面；量的差异表现在能力的发展水平和表现早晚方面上。

1. 能力发展水平的差异 人口统计学研究表明，能力在人群中表现为两头小、中间大的常态分布，即能力很高或很低的人都很少，绝大多数人能力都接近平均水平。

2. 能力表现早晚的差异 人的能力发挥有早有晚。有些人较早就表现出其能力的发挥，称为“早慧”。例如，我国古代李白5岁通六甲，7岁观百家；奥地利作曲家莫扎特5岁开始作曲，8岁试作交响乐，11岁创作歌剧。古今中外都不乏其人，尤其在音乐、绘画等领域能力表现的较早。而有些人年轻时并未显现出众的能力，但到后期才表现出惊人的才智，被称为“大器晚成”。例如，齐白石40岁才表现出绘画才能；达尔文年轻时候被人认为智力低下，直到50岁才开始崭露头角，被称为“进化论”的创始人。

3. 能力类型的差异 能力由各种不同的因素构成，它们可以按不同方式组合起来，构成了结构上的差异。能力的类型差异可以表现在两个方面：一是不同的人在完成同一活动时可能采取的途径不同；二是不同的人在完成同一活动时能力的组合因素不同。

考点：能力的差异

(五) 智力

智力属于一般能力，是指认识方面的各种能力的综合，其核心是抽象逻辑思维能力。智力的重要性在于获得知识、技能的动态方面，即表现为对复杂事物的认识、领悟能力和在分析解决疑难问题的正确性、速度和完善等方面。因此，智力主要集中于人的知识活动和创造活动上。

就个体的智力发展而言，从出生到青春期智力伴随年龄而增长，以后逐渐减缓。20~34岁时达到高峰期，中年期保持在一个比较稳定的水平，老年时开始逐渐衰减。

就群体而言，智力在人群中呈正态分布，即智力非常优秀和较差的处于两个极端，绝大多数人处于中间水平。通过智力测验，可以对个体的智力水平做出间接的测量，用智力商数来反映智力水平的高低，即智商。

根据韦氏智力测验结果，超过130的人称为智力极超常，智商在80~89的人称为智力低于平常，普通人的智商都在90~109，称为智力平常。

能力和智力是个性心理特征的重要方面，在一定程度上决定了一个人的成就。承认能力(智力)的差别并对其进行鉴别，才能使人各有所用，各尽所能，对不同的人能因材施教。从医学的角度看，还有助于了解脑功能和器质性疾病方面有关的问题。

想一想：你自己是否已经具备未来从事护理工作所需的一般能力，如果存在欠缺，应该如何弥补？

二、气　质

（一）概念

气质是一个人与生俱来的典型的、稳定的心理特征，是个体心理活动动力特征的总和。所谓心理活动的动力特征是指个体在心理活动的强度和稳定性（如情绪的强弱、注意力集中时间长短等）、速度和灵活性（如知觉速度、思维的灵活度）、指向性（如是倾向外部事物，还是倾向于内部体验）等方面的特征。气质为人的全部心理活动表现染上了一层浓厚的色彩，它与日常生活中人们所说的“脾气”、“秉性”、“性情”等含义相近。可以从以下几个方面理解气质。

（1）人的气质具有明显的先天性，受神经系统活动过程的特性所制约。例如，孩子刚一出生时，最先表现出来的差异就是气质差异，有的总是喜吵闹、好动、反应灵活；有的却是比较平稳、安静、反应缓慢。气质是人的天性，无好坏之分。

（2）气质与性格、能力等其他人格心理特征相比，更具有稳定性。所谓“江山易改，本性难移”即指气质具有稳定性、不易改变的特点。气质的可塑性虽小，但气质在生活环境和教育的影响下，在一定程度上也会发生某些变化。

考点：气质的概念

（二）气质的生理基础与分类学说

1. 体液学说　最著名的气质学说是由古希腊著名医生和学者希波克拉底（公元前460～公元前377年）提出的体液说。希波克拉底很早就观察到人的不同气质。他认为人体内有四种体液：血液、黏液、黄胆汁和黑胆汁，根据这四种体液的不同配合比例，将人的气质划分为四种不同类型，即多血质（血液占优势）、黏液质（黏液占优势）、胆汁质（黄胆汁占优势）、抑郁质（黑胆汁占优势），这四种体液的不同配合使人们有不同的体质，机体的状况取决于四种液体的正确配合，当配合恰当时，身体就能健康，否则健康就会受到影响。希波克拉底划分的四种气质类型及其特征如下。

（1）胆汁质：反应速度快，具有较高的反应性和主动性；情绪易激动，脾气暴躁，有一种强烈而迅速燃烧的热情，不能自制；不稳重、好挑衅，但态度直率、精力旺盛；在克服困难上有坚韧不拔的劲头，但不考虑能否做到；工作有明显的周期性，能以极大的热情投身于事业，当精力消耗殆尽时，便失去信心，容易意志消沉、心灰意冷。代表人物：张飞、李逵。

（2）多血质：行动有很高的反应性，会对一切有吸引力的东西做出兴致勃勃的反应；行动敏捷，容易适应新环境，善于结交新朋友；情感易发生变化，表情生动，言语具有表达力和感染力；具有较高的主动性，在工作、学习中精力充沛而且效率高，有较强的坚定性和毅力性；情感兴趣易变化、易骄傲，接受不了一成不变的生活。代表人物：韦小宝、王熙凤。

（3）黏液质：反应性低，情绪不易激动，也不易流露感情；稳重，交际适度，自制力强，遇事不慌不忙，能克制冲动，严格恪守既定的工作制度和生活秩序；可塑性差，表现为不够灵活，能有条理地、冷静地、持久地工作；固定性有余而灵活性不足，容易因循守旧、缺乏创新精神，对外界的影响很少做出明确的反应。代表人物：林冲、薛宝钗。

（4）抑郁质：具有较高的感受性和较低的敏捷性，心理反应速度缓慢，动作迟钝；多愁善感，情绪容易发生改变，表现微弱而持久，不善于与人交往；在困难面前常优柔寡断，遭受挫折以后常常心神不安；富于想象，比较聪明，对力所能及的任务表达出较大的坚韧精神。代表人物：林黛玉。

情境案例3-1分析2

本案例中的求助者，总怕出差错，做事谨小慎微、反应迟钝、敏感怯懦、易伤感、孤僻。这些特点符合希波克拉底气质类型中的抑郁质。

古代所创立的气质学说用体液解释气质类型虽然缺乏科学根据，但人们在日常生活中确实能观察到这四种气质类型的典型代表，现实生活中所属于某一种类型的人很少，多数人是介于各类型之间

的中间类型,即混合型。气质类型的行为表现特征见表3-1。

表3-1　气质类型的行为表现特征

类型	行为特征
多血质	活泼、易感、好动,敏捷而不持久,注意易转移,兴趣易变换,情绪体验不深刻,多变,情感易外露
胆汁质	精力旺盛,动作有力,性情急躁,情绪易爆发,外露且强烈,冲动,自控力较差
黏液质	安静沉着,注意稳定,善于忍耐,情绪反应慢、持久、不外露
抑郁质	反应迟钝,敏感怯懦,情绪体验深刻、持久、不外露,易伤感,善于观察细节

护考链接

不属于希波克拉底的体液学说气质类型的是　A. 多血质　B. 胆汁质　C. 神经质　D. 黏液质　E. 抑郁质

解析:希波克拉底将人的气质划分为四种不同类型,即多血质(血液占优势)、黏液质(黏液占优势)、胆汁质(黄胆汁占优势)、抑郁质(黑胆汁占优势)。正确答案为C。

2. 巴普洛夫的高级神经活动类型学说　俄国生理学家巴普洛夫提出了气质的高级神经活动学说,对气质形成的生理机制做了较为科学的解释。巴普洛夫对条件反射的实验研究发现,高级神经活动过程是兴奋和抑制的过程,具有三种基本特征。

(1) 神经过程的强度:是指神经细胞兴奋和抑制的工作能力和耐力。兴奋过程的强度表现在忍受强烈刺激的能力上;抑制过程的强度表现在忍受持续抑制状态上的能力上。

(2) 神经过程的平衡性:是指兴奋过程与抑制过程的力量是否相当。两者力量大体相等,是平衡;否则,就是不平衡。

(3) 神经过程的灵活性:即兴奋过程与抑制过程相互转变的速度。兴奋与抑制相互转变迅速,为灵活;否则,为不灵活。根据神经过程的这三种基本特征,巴普洛夫得到了动物高级神经活动的四种基本类型:兴奋型、活泼型、安静型和抑郁型。

巴普洛夫认为,从动物研究划分出的这四种基本类型同样适应于人类,人类的高级神经活动类型就是人类气质类型的生理基础。恰巧,这四种高级神经活动类型与传统划分的胆汁质、多血质、黏液质和抑郁质四种气质类型相互对应(表3-2)。

表3-2　四种气质类型与高级神经活动类型对照表

气质类型	神经类型	神经过程的基本特征		
		强度	平衡性	灵活性
多血质	活泼型	强	平衡	灵活
胆汁质	兴奋型	强	不平衡	
黏液质	安静型	强	平衡	不灵活
抑郁质	抑制型	弱		

(三) 气质的意义

1. 气质与人格密切相关　气质是人格赖以形成的条件之一,它体现了人格的生物学内涵。

2. 气质无好坏之分　每一种气质都有积极和消极两个方面。例如,胆汁质的人可能成为积极、热情的人,也可能发展成为任性、粗暴的人;多血质的人工作能力强,易适应新的环境,但注意力不够集中、无恒心等。

3. 气质不能决定一个人活动的社会价值和成就的高低　气质为人的心理活动染上某些独特的色彩，却不决定一个人性格的倾向性和能力的发展水平。相同气质的人可以成为品德高尚或低劣的人，反之，气质不相同的人可以成为某一职业领域的能手或专家。例如，俄国的四位著名作家就是四种气质代表，普希金具有明显的胆汁质特征，赫尔岑具有多血质的特征，克雷洛夫属于黏液质，而果戈里属于抑郁质，气质类型不同并不影响他们在文学上取得杰出成就。

4. 气质不影响活动的性质，但可以影响活动的效率　例如，在护理工作中，急诊室的护士要求做出迅速灵活反应，那么多血质和胆汁质的人较为合适；反之，要求持久、细致的工作对黏液质、抑郁质的人较为合适，而多血质、胆汁质的人又较难适应。

5. 不同职业对从业者的气质有不同的要求　例如，在一些特殊职业中（如飞机驾驶员、宇航员或运动员），要经受高度的身心紧张，对人的气质特性提出特定的要求，气质的特性对从事不同职业有一定的影响，因此，测定人的气质特征成为职业选择和淘汰的根据之一。

总之，气质在人的实践活动中具有一定的意义，它是构成人们各种人格品质的一个重要基础。

三、性　　格

古语云："积行成习，积习成性，积性成命。"西方名言曰："播下一个行为，收获一种习惯；播下一种习惯，收获一种性格；播下一种性格，收获一种命运。"可见东西文化对性格的看法基本一致。

（一）概念

性格是指个体对客观现实的稳定的态度和与之相适应的习惯化的行为方式。可以从以下几个方面进行理解。

1. 性格是具有核心意义的心理特征　人格的差异主要不是表现为气质、能力的差异，而是表现为性格的差异。性格具有直接的社会价值，不同性格特征的社会价值是不一样的。例如，诚实、善良的性格对社会有积极作用，而虚伪、残忍的性格对社会具有消极作用。性格的核心意义还表现在它对能力、气质的影响上，性格决定着能力的发展方向，一个品德高尚的人，能力越高对社会的贡献越多；一个心术不正的人，能力越强对社会的危害越大。

2. 性格是一个人比较稳定的心理特征　人的性格不是一朝一夕形成的，但一经形成就比较稳定，并且表现在他的日常生活中，因此，人的一时性的、偶然性的表现不能代表他的性格特征。例如，一个人经常表现得很勇敢，偶尔表现出胆怯，不能由此认为他是怯懦者。只有当一个人的态度及其相应的行为方式不是偶然发生的，而是经常性、习惯性的表现时，才能定为他的性格特征。性格是稳定的，但也不是一成不变的，性格是在主体与客体的相互作用过程中形成的，同时又在主体与客体的相互作用过程中慢慢地发生变化。

3. 性格表现在一个人对现实的态度和他的行为方式中　一般来说，人对现实稳定的态度和人的习惯化的行为方式是统一的。人对现实稳定的态度决定着他的行为方式，而人的习惯化的行为方式又体现了他对现实的态度，正是人对现实的态度和与之相应的行为方式的独特结合，构成了一个人独特的性格。

（二）性格和气质的关系

性格和气质相互联系、相互渗透。气质是性格形成的基础，并影响性格的表现方式；在生活实践过程中所形成的稳定的态度和行为方式，在一定程度上可掩盖或改造气质，使它服从于生活实践的要求。不同气质类型的人可以形成同样的性格特征，相同气质类型的人可以形成不同的性格特征。性格和气质既相互联系又有区别，性格和气质的区别见表3-3。

表3-3 气质与性格的区别

气质	性格
先天,受高级神经活动类型制约	后天,受社会环境因素的制约
表现较窄,反应心理活动的动力特征	表现较广,反应稳定的心理特征
决定人的行为具有从属意义	决定人的行为有核心意义
可塑性小,变化慢	可塑性大,变化快
无好坏之分	有好坏之分

(三)性格的特征

性格具有非常复杂的结构,它包含着许多特征,这些特征大体可以概括为以下四个方面。

1. 性格的态度特征　指人在处理各种社会关系方面的性格特征。主要有:对待社会、集体和他人的态度,公而忘私还是损公肥私;对待工作、学习和生活的态度,认真负责还是敷衍了事;对待自己的态度,自尊还是自卑等。

2. 性格的理智特征　指人在感知、记忆、想象和思维等认知过程中所表现出来的特征。主要有:感知中的性格特征,如主动观察型和被观察型等;记忆中的性格特征,如快速识记型与精确识记型等;想象中的性格特征,如幻想型与现实型等;思维中的性格特征,如分析型与综合型,全面型与片面型等。

3. 性格的情绪特征　指人在情绪活动中的强度、稳定性、持续性及主导心境等方面表现出来的特征。例如,有的人情绪表现强烈,对情绪的控制能力较弱,受情绪影响较大;而有的人情绪体验比较微弱,对情绪的控制能力较强,受情绪影响较小。有的人朝气蓬勃、性情开朗、积极乐观;有的人抑郁寡欢,多愁善感、消极悲观等。

4. 性格的意志特征　指人在意志过程方面的性格特征。主要有:对行为目标的明确程度,有目的性还是盲目性等;在实现目标中的性格特征,坚定不移还是知难而退,主动还是被动等;在紧急情况下的性格特征,勇敢还是怯懦,沉着镇定还是惊慌失措等。

心理故事

性格即命运

1998年5月,华盛顿大学350名学生有幸请到世界巨富沃伦·巴菲特和比尔·盖茨演讲,当学生们问"你们怎么变得比上帝还富有"这一有趣的问题时,巴菲特说:"这个问题非常简单,原因不在智商。为什么聪明人会做些阻碍自己发挥全部功效的事情呢?原因在于习惯、性格和脾气。"

盖茨表示赞同,他说:"我认为巴菲特关于习惯的话完全正确。"

此时,两位殊途同归的好友道出各自的成功诀窍,即性格中包含脾气和习惯。当然,好脾气需要从小养成,习惯也需要日常训练。所以,许多成功的公司招聘雇员时,首先注重其人品和德行。

成就伟大事业的性格要素很简单——需要耐心、理性、冷静。

(四)性格的类型

性格类型是指一类人身上所共有的性格特征的独特结合。目前还没有一种有充分科学根据为心理学界所公认的性格分类理论。下面介绍几种比较有代表性的分类学说。

1. 功能优势学说　英国心理学家培因(A·Bain)等根据理智、情绪和意志三种心理功能在性格结构中何者占优势,把人的性格划分为理智型、情绪型和意志型三种性格类型。①理智型性格的人,通常以理智看待事物,并以理智支配自己的行为,理智功能在性格结构中占优势;②情绪型性格的人,情绪体验深刻,言行举止易受情绪左右,情绪功能在性格结构中占优势;③意志型性格的人,具有明确的行动目的,行为自制、坚定而持久,意志功能在性格结构中占优势。

2. 内外倾向学说　瑞士心理学家荣格(C. G. Jung)依据“心理倾向”将性格划分为外向型及内向型。①外向型的人,感情外露,自由奔放,当机立断,不拘小节,独立性强,善于交际,勇于进取,容易适应环境的变化,但也有轻率的一面;②内向型的人,感情深沉,处事谨慎,深思熟虑,缺乏决断能力,但一旦下决心总能锲而不舍,交际面窄,适应环境不够灵活。

3. 独立顺从学说　根据美国心理学家维特金(H. A. Witkin)场的理论将性格划分为独立型及顺从型。①独立型的人,有主见,不易受外来的事物干扰,具有坚定的信念,能独立地判断事物、发现问题、解决问题,易于发挥自己的力量;②顺从型的人,缺少主见,易受外界事物的干扰,常不加批判地接受别人的意见,对朋友和群体的依赖性较强,容易与人相处。

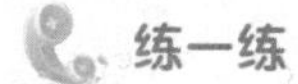

对自己最了解的人莫过于身边的人,与你的同桌一起讨论各自的性格特点,指出优点和缺点,如果确认缺点,再探讨如何改正。

第3节　个性倾向性

一、需　要

(一) 需要的概念

需要是个体为了生存、发展和延续后代所必需的事物在头脑的反映。需要是人对某种目标的渴求或欲望,是有机体内部的一种不平衡状态。它反映某种客观的要求和必要性,并成为个体活动的积极性源泉。

1. 需要是有机体内部的一种不平衡状态　这种不平衡包括生理的和心理的不平衡,如血液中水分的缺失会产生喝水的需要,失去亲人的孩子会产生爱的需要等。当需要得到满足时,这种不平衡状态暂时得到消除,而当新的不平衡产生时,又会产生新的需要。

2. 需要是人对某种客观要求的反映　当个体认识到某种客观要求的正确性和意义时,就产生了自身现实水平、条件与要求不平衡,从而产生了需要,所以,需要总是指向能满足某种需要的客观或事件。没有客体,没有对象的需要是不存在的。

3. 需要是人活动的基本动力,是个体积极性的源泉　人的各种活动,从饥渴、饮食到物质资料的生产、文学艺术的创作、科学技术的发明与创造,都是在需要的推动下进行的,是为了满足生存需要的精神需要而进行的。

4. 需要为人和动物所共有,但动物的需要和人的需要有本质区别　人的需要主要是由人们的社会生活条件决定的,具有社会的性质,并受意识的调节和制约;而动物则受本能的制约。另外,人的需要满足手段也与动物不同,要考虑到社会的影响、道德规范的制约等。

(二) 需要的种类

1. 按照需要的起源分类　可分为生理需要和社会需要。

(1) 生理需要:主要由机体内部某些生理的不平衡状态所引起,对有机体维持生命、延续后代有重要意义,包括饮食、运动、休息、睡眠、配偶等需要。人与动物都有生理需要,但需要的内容、对象和满足的手段不同。

(2) 社会需要:是人类所特有的,如劳动的需要、交往的需要、成就的需要、爱的需要、求知的需要等,这些都反映了人类对社会生活的要求,对维系人类社会生活,推动社会进步有重要的作用。

2. 按照指向的对象分类　可分为物质需要和精神需要。

(1) 物质需要:是指占有物质产品而获得满足,如对日常生活必需品的需要,对住房的需要,对工作和劳动条件的需要等。

(2) 精神需要:指占有社会精神产品,如文艺作品、阅读报刊、杂志、观看电视电影等以此获得需要的满足。

(三) 需要的层次理论

美国人本主义心理学家马斯洛(A. H. Maslow)按人类需要水平的高低排列成由低级到高级的五个需要层次,见图3-1。

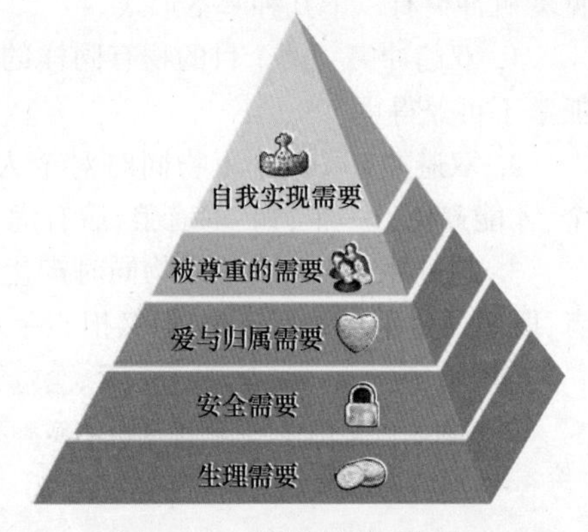

图3-1 马斯洛的需要层次

1. 生理的需要　是人类原始、最基本的需要,包括衣、食、住、行等,是人类生存和繁衍的基本需要。生理的需要在人类各种需要中占有最强的优势。

2. 安全的需要　是在满足生理需要的基础上出现的,如躲避危险的需要、防御侵袭的需要等。这些需要的目的都是求得安全。

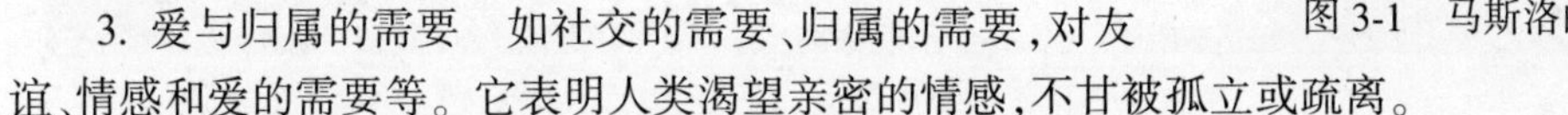

3. 爱与归属的需要　如社交的需要、归属的需要,对友谊、情感和爱的需要等。它表明人类渴望亲密的情感,不甘被孤立或疏离。

4. 尊重的需要　一方面指需要别人的尊重、赞许和对自己工作成绩的认可,需要威望与社会地位;另一方面指需要有成就、有实力、有价值感,对环境有施加影响的能力。尊重的需要得到满足,就会使人充满自信,体会到自己生存的价值,否则会使人自卑和失去信心。

5. 自我实现的需要　指人们希望自己的潜力得到充分的发挥,实现个人的理想与抱负,满足自我实现的需要。一个人可以有自我实现的需要,但要达到自我实现的境界,却不是每个人都能实现的。

马斯洛认为,需要是由低级向高级发展的,层次越低,力量越强,并且低级需要满足之后,高级需要才有可能出现,即"仓廪实而知礼节,衣食足而知荣辱"。

考点: 需要的层次理论

二、动　机

(一) 动机的概念

动机是推动人的活动,并使活动朝向某一目标的内部动力。人的一切活动都是在动机的推动之下产生的,是建立在需要基础上的,但并非一切需要都能够引发人的动机、成为人动机的基础,只有经过大脑的分析评价,才能把一种或几种主要的需要上升为动机。

(二) 动机的功能

1. 始动功能　人的行动是由动机引起的,所以动机具有始动的功能,但需要一定的条件和目的。

2. 维持激励功能　动机不只唤起行动,而且使行动具有稳固而完整的内容、始终走向既定的目标,如立志努力学习的人会一直如此,当实现目标后,又会转向新的动机。

3. 指向功能　动机不仅能激发行为,而且能将行为指向一定的对象或目标,如在成就动机支配下,知识分子放弃舒适生活而去艰苦地方工作。

想一想: 作为学生的你是否有较强的学习动机?分析其原因并提出改进措施?

(三) 动机的种类

根据动机的性质,把动机分为生物性动机和社会性动机。①生物性动机也叫生理性动机或原发性动机,是以人的本能需要为基础,如饥、渴等需要而产生的动机;②社会性动机也叫心理性动机或习得性动机,如初生婴儿不懂什么叫恐惧、不要求获得赞许,在以后的成长过程中,逐渐学会了避免恐惧和获得赞许的需要而产生相应的动机。

(四) 动机冲突

现实生活中,常同时存在着很多动机,这些动机的强度又是随时变化的。任何时候,驱动人的行为都是由动机结构中最强的主导动机所决定的，但是，主导动机的确立常常不是特别顺利，其动机结构中可同时存在性质和强度非常相似或相互矛盾的动机，使人难以取舍，这样就形成了动机冲突。常见动机冲突有以下几种基本形式。

1. 双趋冲突　两个目的物有同样的吸引力，产生同等强度的动机，而只能选择一个，所谓“鱼和熊掌不可兼得也”。

2. 双避冲突　两个事物同时对个人造成威胁、厌恶感，产生同样的逃避动机，但又必须接受一个，才能避免另一个，如“前有狼，后有虎”。

3. 趋避冲突　对单一事物同时产生两种动机，好而趋之和厌而避之都有，如一些准备手术的患者，既想通过手术治好疾病，但又担心手术对机体会造成影响。

护考链接

“既想吃鱼又怕腥”是哪种动机冲突类型　A. 双趋冲突　B. 多重趋避冲突　C. 双避冲突　D. 趋避冲突　E. 以上都不是

解析：对单一事物同时产生两种动机，好而趋之和厌而避之都有。正确答案为 D。

4. 多重趋避冲突　现实生活中，人们面对着两个或两个以上的目标，而每个目标又分别具有吸引和排斥两方面作用，必须进行多重选择而产生的难以抉择的心态即为多重趋避冲突。例如，一个学生想参加学校组织的联欢活动，想要表现自己的才艺，却又担心浪费时间而影响学业；有登台演出的欲望，但又害怕表演出错。

考点：动机冲突的类型

小结

个性是个体作为一个区别于他人的，在不同环境中显现出来的，相对稳定的，影响人的外显和内隐性行为模式的心理特征的总和。个性具有整体性、独特性、稳定性、社会性的特征。个性在形成和发展的过程中受到遗传因素和环境因素的影响。个性的心理特征包括能力、气质、性格。个性又具有需要、动机等人格倾向性。

自测题

一、名词解释

1. 个性　2. 气质　3. 性格　4. 动机

二、填空题

1. 个性特征包括______、______、______、______。

2. 希波克拉底将气质划分为四种类型，即______、______、______、______。

3. 马斯洛的需要层次理论由低向高为______、______、______、______、______。

4. 动机冲突的类型______、______、______、______。

三、选择题

1. 性格的特征包括(　　)

A. 态度特征　B. 理智特征
C. 情绪特征　D. 意志特征
E. 以上都是

2. “前有狼，后有虎”这种动机冲突是(　　)

A. 双趋冲突　B. 双避冲突
C. 趋避冲突　D. 多重趋避冲突
E. 以上都是

3. 个体在心理活动强度、速度、灵活性和指向性方面的稳定的动力特征是(　　)

A. 气质　B. 性格
C. 人格　D. 能力
E. 动机

四、简答题

1. 简述人格形成和发展的影响因素。

2. 气质与性格的关系。

3. 能力的差异性有哪些？

(李　飞)

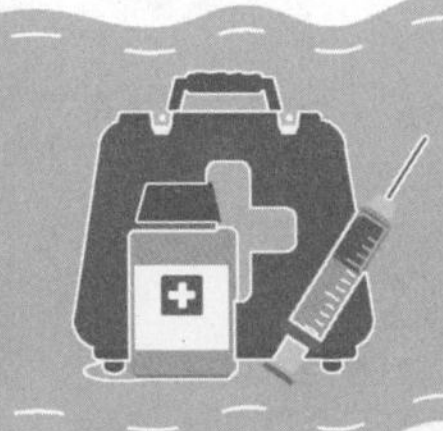

第4章 心理卫生

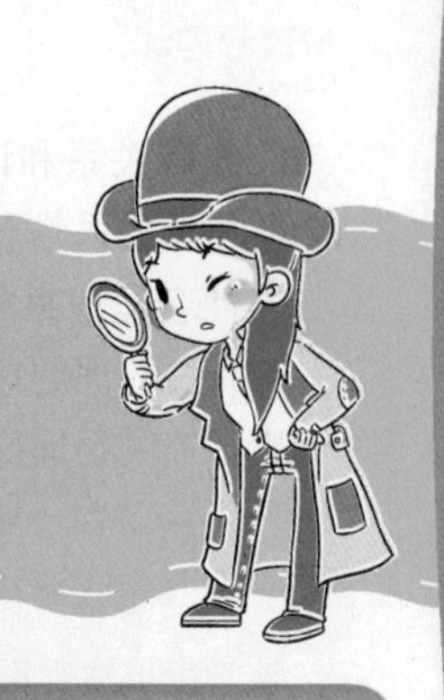

情境案例 4-1

患者:小玲,某中职院校学生。

(场景:某医院心理咨询门诊,小玲母亲和她一起进行心理咨询。)

小玲母亲:“医生,我的女儿性格内向,学习认真,成绩中上,但上课从不主动回答问题,被老师提问时,声音低不可闻,也不主动与其他同学交往,总是独来独往,内心感到孤独抑郁,有时怨恨其他同学故意冷落她,常常有退学的念头。她是不是不正常?我们如何帮助她?”

随着生活水平的提高,人们对健康越来越重视,那么,什么是健康呢?许多人认为,只要身体没有疾病或没有不适就是健康,但现实生活中许多事例却表明,仅仅有躯体的健康不一定就会给人带来幸福的生活,许多身体健康但内心扭曲的人,不仅自己痛苦,还可能影响他人和社会的和谐。那么什么是心理健康?如何达到心理健康呢?

第1节　心理卫生概述

一、心理卫生及心理健康的概念

心理卫生也称精神卫生,它是关于保护与增强人的心理健康的心理学原则与方法。心理卫生不仅能预防心理疾病的发生,而且可以培养人的性格,陶冶人的情操,促进人的心理健康。

心理健康是心理卫生的主要目标。心理健康是指个体的各类心理活动正常协调,心理内容与现实一致,人格完整稳定和环境适应良好的一种持续状态与相对平衡过程。

考点:心理健康的概念

二、心理健康的标准

心理健康迄今尚无公认的标准,由于受时代、地域、民族风俗、社会文化等因素的制约,以及人们的心理健康水平呈动态变化,故心理健康的标准是相对的。结合国内外学者的研究角度,我们认为心理健康应从以下7个方面进行评价。

1. 智力正常　只有智力正常才能正确认知和反映客观事物,它是个体产生正常心理活动、保证心理健康的基本条件。

2. 情绪调控适度　个体能持续稳定地保持愉快、开朗、乐观的情绪、情感和良好心境,善于调控和宣泄自己的情绪,情绪反应与所处环境相一致。积极稳定的情绪及调控适度是心理健康的核心内容。

3. 意志品质健全　行动果断、自觉主动、坚韧不拔、自制力强、抗挫折能力强。健全的意志品质和坚强的意志力是心理健康的基本保证。

4. 行为表现规范　个体行为能符合当时当地的道德、习俗的规范要求,行为表现与生理年龄特征和情境相符,行为调控能力强。行为表现规范是心理健康的基本要求。

5. 人格完整稳定　人格结构完整、相对稳定和谐,自我意识正常,人生态度积极,能悦纳自己,有幸福感,世界观、人生观、价值观正确。培养健全人格是心理健康的最终目标。

6. 人际关系和谐　乐于与人交往,能和多数人建立良好的人际关系,具有处理人际矛盾的能力。和谐的人际关系是获得心理健康的重要途径。

7. 社会适应良好　能够面对现实,接受现实,适应当前和发展变化着的社会环境。社会适应良好是一个人心理健康的重要基础。

以上7项心理健康标准编成记忆歌诀为:"心理健康人人要,知情意行人人好。"

考点:心理健康的标准

情境案例4-1分析

该学生虽然有正常智力,但性格过于内向怯懦,不善于人际交往,对学校环境较难适应,情绪经常处于低落状态。该生的心理虽不属于病态,但不够健康。

想一想:你的心理健康吗?如果你有某些方面没有达到上述标准,该如何改善?

第2节　个体心理卫生

不同年龄段的人,身心特点各不相同,容易出现的心理问题也不相同。根据不同年龄阶段的身心特点,有效地预防一些心理冲突的发生,及时地解决一些心理问题,是个体心理卫生的主要目标。

一、妊娠期心理卫生

生命是从受精卵的形成开始的,妊娠期是个体生命发生发展的重要时期,个体的身心健康应从妊娠期抓起。

1. 增进优生优育意识　父母的身体、心理和行为影响胎儿的健康。严重躯体疾病、精神疾病、遗传病、近亲结婚、高龄产妇、吸烟、酗酒、吸毒、生活作息不规律、饮食不卫生、营养不全面,都会增加胎儿和孕妇的健康风险。所以,夫妻应主动参加婚前健康检查,筛查遗传疾病携带者,避免与不宜结婚的人结婚怀孕,阻断遗传性疾病的延续。

2. 孕妇应保持良好的情绪　孕妇的情绪变化可通过内分泌的改变对胎儿产生影响。妊娠早期的情绪波动过大或长期处于焦虑、抑郁状态,可导致胎儿发育异常、躁动不安,出生后性格异常、免疫力降低等。因此,孕妇应学会适应自身和生活的变化,保持心情舒畅、情绪稳定。孕妇的家人应给予孕妇应有的关怀和照顾,给胎儿健康发育创造一个良好的内部环境。

3. 适当胎教　常用的胎教方法有三:一是对胎儿进行抚摩训练,激起胎儿的活动积极性;二是音乐胎教,通过高雅优美的音乐促进胎儿大脑的发育;三是语言胎教法,指父母用文明、富有感情的语言与胎儿进行对话,使胎儿接受到语音的信息,刺激胎儿大脑的生长发育。一般建议在妊娠6个月后开展胎教。

4. 避免接触不良环境　有毒气体、污染的水源和土壤、长期的噪声、放射性物质等都会对孕妇健康产生不利,进而损害胎儿的身心健康。孕妇应避免长时间停留在此类不良环境中,如新装修的房间、医院的放射科、施工场地等。

总之,夫妻身心健康、孕妇生活习惯良好、劳动和休息适度、营养全面充足、情绪积极稳定、远离不良生活环境,可以最大限度地避免和减少胎儿不良情况的发生。

二、婴幼儿期心理卫生

(一)婴幼儿期心理特点

婴幼儿阶段包括0~1周岁的乳儿期、1~3周岁的婴儿期和3~6周岁的幼儿期三个阶段。婴幼儿时期的孩子身心发展迅速,有如下心理特点。

1. 动作发展　从完全没有随意动作过渡到学会用手操作物体等随意动作,从全身性的、笼统散漫的整体动作逐渐分化为局部的、准确的、专门化的动作。

2. 认知发展　各种感觉逐渐发育完善,认识生活中的常见事物;能有意识的记忆,记忆力越来越好;从以具体的形象思维为主到抽象思维萌芽,智能有了大幅提高,但思维仍具有很大的片面性;注意力从以无意注意为主发展为以有意注意为主。

3. 语言发展　从完全不能说话过渡到能够掌握一些简单的词进行言语交往,再到能流畅的表达自己的所思所想、所见所闻。

4. 情绪发展　从原始的喜悦、愤怒、厌恶情绪分化出多种复杂情绪,如自豪、嫉妒、羞耻、同情等。

5. 人格发展　从先天的气质类型发展出自己的性格,初步建立自我意识,是形成自信心、自尊心的关键时期。此时的孩子往往以自我为中心,难以从他人的角度考虑问题,自控力较差。

6. 社会性发展　从物我不分、依恋抚养者、自己玩耍发展到喜欢玩互动游戏、喜欢与其他小朋友交往;从为所欲为到能够根据要求调节自己的行为,社会功能有了初步发展。

知识拓展

思维的具体形象性

思维的具体形象性是指儿童的思维主要是凭借事物的具体形象来进行的,而不是凭借对事物的内在本质和关系的理解。例如,一个幼儿能够正确回答"6个苹果,两人平分,每人分几个",却不知道"3+3=?"。幼儿普遍喜欢有图案的童话书,也是因为幼儿要凭借这些生动鲜明的具体形象才能理解故事内容。

(二)婴幼儿期心理卫生

根据婴幼儿时期的心理发展特征,其心理卫生应注意以下几个方面。

1. 保证营养　健康的体魄和大脑是心理健康的物质基础,营养不良是造成弱智的原因之一,因此,应充分满足婴幼儿对营养的需求,尤其要提供足量的蛋白质和核酸,以促进身体及神经系统的健康发育。科学处理断奶问题,避免断奶引起的营养和情绪不良。

2. 培养良好性格　①满足情感要求:父母应与婴幼儿建立亲密的情感联系,经常拥抱、抚摸婴幼儿,让其充分感受父母的爱意。②创造温馨和谐的家庭环境:家庭是制造性格的工厂,温暖、和谐、民主的家庭气氛对培养良好的情感和性格,形成终生道德情操具有十分重要的意义。③注意幼儿的社会化训练:幼儿期是个体社会化发展最重要的时期,应该让幼儿与同伴进行各种各样的游戏、交往,学会合作、谦让、为别人着想、讲礼貌等。④正确对待孩子的过失:对幼儿的过失和错误应注意不要打骂或压服,应鼓励孩子心情舒畅地、正确地认识过失,改正错误,批评教育孩子时,父母口径应一致。

想一想:冷漠的家庭气氛及专横的教养方式会给孩子性格形成造成什么不良影响?

3. 注意语言锻炼　婴幼儿语言能力的发展与智力发展有密切关系。从乳儿期开始,父母就应耐心地、经常地用规范的语言与其进行交流,这不仅能够刺激和锻炼他们的语言能力,促进智力,还能培养良好的情绪和亲子关系。

4. 注意智力的开发　①重视感官功能和动作的训练:经常接触各类事物和活动的婴幼儿,其感官、智能和动作的发展都明显好于生活在单调环境下或者很少自主活动的孩子。故从乳儿期开始,就应让他们接触各种感官刺激,经常带他们走出家门,接触不同环境;尽量让他们自主活动,以促进其生理和心理健康。②保护好奇心:对婴幼儿的求知欲、探索欲,父母切不可粗暴阻止、责骂、胡编乱造或以深奥的科学知识加以解释,应深入浅出地,用能让婴幼儿理解的语言给予解释。③科学开发智力:在智力开发的时候,父母要根据婴幼儿天然的心理敏感期和心智发展水平开展教育,讲求方法,避免急功近利、拔苗助长。在幼儿期,应经常给他们讲故事和简单的科学知识,并要求他们复述,以锻炼表达能力、记忆力、注意力、理解力;注重在生活中培养数学概念,理解数字关系;有意识地学习认字。

5. 培养良好的行为习惯　父母应积极学习掌握科学的培养方法,培养婴幼儿良好的睡眠、进食、卫生、学习、生活等习惯。及时矫正婴幼儿期常见的不良行为,如吮指、打人、挑食等,矫正方法应耐心、科学,切不可简单粗暴。

情境案例 4-2

新生儿母亲:25岁,初产妇,高中文化水平,没有育儿经验。
护士:陈晓,某中职院校实习护士。
(场景:产后4天,母子健康状况良好,准备出院。)
新生儿母亲:"护士,母乳喂养我已经会了,我想问一下回去后做些什么可以让宝宝更聪明?"
护士:"对新生儿来说,首先要让他吃好睡好,身体和大脑的健康是培养聪明宝宝的基础。平时多给他看些颜色鲜明的图案和玩具,还可以用筷子沾着各种食物的味道给他尝尝,不要限制他手脚的动作,让他接受的刺激种类多一些有利于宝宝的大脑发育。"

三、儿童期心理卫生

(一) 儿童期心理特点

儿年期是指7~12周岁的儿童,即学龄期儿童,其心理活动的特点如下。

1. 认知过程快速发展,是智力发展的关键期　此期儿童各种感觉的感受性不断提高,知觉的分析与综合水平也开始发展;有意注意迅速发展,并能自觉集中注意力,注意稳定性渐渐延长;注意的范围逐渐扩大;注意的转移逐渐灵活协调;逐渐学会较好的分配注意;记忆能力从机械记忆逐渐向理解记忆发展;思维形式由具体形象思维向抽象思维过度。想象力丰富,富有幻想。

2. 情绪的发展　情感的表现仍比较外露、易激动,但已开始学着控制自己的情绪。

3. 语言的发展　儿童语言发展迅速,在这一时期应进行大量的正规训练,不仅可使口头语言继续发展,而且还可促进儿童思维的发展。

(二) 儿童期心理卫生

根据童年期心理发展特征,其心理卫生应注意以下几个方面。

1. 创造愉悦的学习环境　学校及家庭应共同设置一个宽松的环境,让儿童自由的、全面的发展。在教育中,不可千篇一律,要做到因材施教,寓教于乐。

2. 培养儿童良好的习惯　①培养良好的学习习惯,培养集体意识;②学会有始有终,做任何事情都要持之以恒;③学会替别人着想,不打扰别人;④培养儿童对家庭的责任心。

3. 及时纠正儿童期常见的不良行为　①逃学:儿童在学校如学习成绩不好,受老师批评,同伴排斥,便会引起学习积极性下降,甚至产生厌学、逃学。面对这种情况首先要了解其原因,针对原因予以纠正。②说谎:儿童的兴趣极为广泛,自制力又较差,他们常常会因玩游戏而忘了时间,忘了学习,同时又担心家长及教师的批评,所以采用说谎来"补救"自己的错误。若发现儿童有说谎行为,不能过分严厉地责备,也不能置之不理,应以说理的方式教导他,并让他自觉犯错而惭愧。③偷窃:有些是因为对物质的羡慕和贪小便宜,有些则是精力得不到正当发泄而寻找刺激。对个别行窃的儿童要说服教育,切忌当众令其出丑,引起同学的嘲笑,伤害自尊心。

四、少年期心理卫生

(一) 少年期心理特点

少年期是指12~18周岁这一年龄阶段的个体,少年期是个体从儿童过渡到成年,逐步达到生理上和心理上成熟的阶段,其心理活动特点有如下。

1. 脑功能基本健全　他们的大脑神经系统迅速发育、脑功能基本健全,抽象思维能力提高,理智感和自控能力提高。

2. 性意识萌芽　性意识萌芽并逐渐出现了性欲望及性冲动,生理成熟早于心理成熟,容易引发内心冲突。

3. 情绪内敛　与儿童相比情绪更加内敛,但仍易波动。

4. 自我意识发生分化,自控能力差　逐渐形成了独特的个性及行为方式,自我意识发生分化,容易产生冲突,兴趣广泛,社交范围扩大,但由于鉴别能力尚缺乏,所以易受社会不良风气的影响而染上不良习惯。

(二) 少年期心理卫生

根据少年期心理发展特征,其心理卫生应注意以下几个方面。

1. 促进自我意识的健全发展　少年应广泛地与他人交往,积极参与各项活动,在人际交往和活动中了解自己的性格、能力,学会冷静理智地自我反思,正确认识自己,取长补短、悦纳自己,不断自我完善。

2. 科学地认识和对待性意识　家长和学校应积极开展科学性教育,少年可通过阅读《青春期性教育》一类的书籍来学习正确的性生理、性心理和性道德知识,减少因此产生的烦恼。

3. 激发学习动机、培养学习兴趣　学习水平的高低和少年情绪及人格发展密切相关,如果出现学习障碍将会影响少年心理健康。学习障碍的心理因素主要是学习兴趣不足,成就欲望缺乏,抱负水平不高,情绪波动,同学关系紧张,受教师歧视及学习能力低下等。要针对性地指导其正确认识和对待这些问题,教给合理用脑和科学的学习方法,确定合适的奋斗目标,激发学习动机,培养学习兴趣,发挥学习的潜能,形成良好的学习氛围。

4. 妥善处理好人际关系　要建立一种互相尊重、互相帮助的人际关系,就会使自己常常处在积极的情感体验之中。应鼓励他们多接触品德好、热爱学习及工作的伙伴,鼓励他们多参加有益的集体活动。引导他们妥善处理好父母、兄妹、朋友、师生、领导与同事,以及与异性之间的关系,这样可使精神振奋、心情舒畅,有利于身心健康。

考点:少年期心理发展特征及其心理卫生

五、青年期心理卫生

(一) 青年期心理特点

青年期一般是指18~35周岁的个体,此期的个体有如下心理特征。

1. 智力发展显著　逻辑抽象思维能力逐步占据主导地位,思维的独立性、批判性、创造性都有显著的提高,开始思考人生和世界,容易为此苦恼、迷茫。

2. 自我意识增强　在相当长的一段时间内,他们并没有形成关于自己的稳固形象,对于周围人给予的评价非常敏感和关注,自我评价易发生动摇,评价别人时也常带片面性、情绪性和波动性。

3. 性意识发展　从喜欢接近异性、广泛建立异性友谊发展到与某个异性稳定的恋爱。恋爱问题是青年期主要烦恼之一。

4. 出现多重矛盾　主观我与客观我的矛盾、理想我与现实我的矛盾、心灵闭锁与渴望交往的矛盾、独立与依赖的矛盾、情感与理智的矛盾、性意识的发展与道德规范的矛盾等,如果处理不好,会严重影响青年的心理健康。

想一想:青年期的你当今有哪些内心矛盾冲突,如何化解?

(二) 青年期心理卫生

根据青年期的心理特点,其心理卫生应注意以下几个方面:①树立正确的择偶观,正确对待爱情中的挫折;②在实践中锻炼自己的工作能力,增强择业意识的自主性,促进职业生涯的顺利发展;③提高人际交往能力,积极适应社会变化;④注意将性科学知识教育与伦理道德教育结合起来,使他们的性意识发展走向健康的道路。

六、中年期心理卫生

(一) 中年期心理特点

中年期一般指35~55岁或60岁这一年龄阶段,其心理活动特点如下。

1. 智力成熟　中年期是个体心理能力最成熟的时期，心理状态相对稳定平衡，智力发展达到最佳状态，能够客观地观察事物，能进行积极的逻辑思维，善于综合分析和做出理智的判断，中年期是出成果和获得事业成功的主要阶段。

2. 情绪稳定　情绪、情感成熟而稳定，能掌控自身的情绪。

3. 个性完善　有强烈的责任感，处理各种事务的能力强，遇事沉着、冷静，不论成功还是失败都能淡定从容。

4. 心理压力大　中年人是单位及家庭的顶梁柱，担当各种社会角色及重任，在面对竞争激烈、人际关系复杂、客观环境多变的社会等会产生很大的心理压力。

（二）中年期心理卫生

根据中年期心理发展特征，其心理卫生应注意以下几个方面。

1. 面对现实，量力而行　对自己的体力和能力要有正确的认识和估计，不要超负荷地工作，要量力而行，尽力而为。要善于用脑与科学用脑，用正确的思维方法来指导和协调生活和工作中的各种矛盾，要面对现实，正确评价自己，善于自我控制、自我调节、自我教育，以保持良好的心境与稳定的情绪。

2. 积极适应环境　面对中年期出现的各种矛盾和变化，不退缩、不回避，采取有效的方法来解决，修身养性，从更广泛的领域和角度评价自身的价值，适应变化，建立平衡的生活，顺利度过“中年危机”。

知识拓展

更年期综合征

女性50岁左右、男性55岁左右进入更年期。由于性腺功能衰退，女性更年期主要表现有：月经紊乱直至绝经，第二性征逐渐退化，生殖器官逐渐萎缩，自主神经系统紊乱，如面部潮红、自汗、头晕、情绪不稳定、心慌、失眠、易怒、甚至多疑等；男性更年期的主要表现有：烦躁、易怒、情绪低落、自主神经系统紊乱、易疲劳、性功能降低。这些症状统称为“更年期综合征”。正确对待更年期出现的身心变化，不过分关注它，劳逸结合、多从事感兴趣的事情，培养各种爱好，保持精神愉快、心情舒畅，使不舒适感减轻或消失，顺利度过更年期。

七、老年期心理卫生

（一）老年期心理特点

一般将60或65岁以后的年龄阶段称为老年期，其心理活动的特点如下。

1. 认知能力下降　心理过程的各个方面都逐渐出现衰退现象，感知觉能力下降，易疲劳，记忆力减退，智能与学习能力下降，尤其是判断力和注意力的减弱，反应迟钝，运动能力衰退，大脑及神经系统易发生病理现象。

2. 情绪变化　由于退休和社会职能的变化，家庭变故（丧偶、丧子女），经济上不能独立、身体衰退等使老年人产生孤僻、自卑、多疑等心理问题。

3. 性格变化　老年人较相信自己的经验，不易接受新鲜事物而变得固执己见，以自我为中心，常沉迷和留恋往事，悔恨无法挽回过去的美好情景，难以正确认识生活现状。

（二）老年期心理卫生

根据老年期心理发展特征，其心理卫生应注意以下几个方面。

1. 正视现实，发挥余热　机体衰老是自然规律，社会角色的改变是必然结果，老年人要正视这一现实，重新调整自我，有病及早诊断，及时治疗，定期体检。重树生活目标，追求新的志向和乐趣。不断增进新动机，继续发挥余热，从事力所能及的活动。

2. 合理用脑，积极活动　适当的脑力劳动和体育活动，可延缓脑功能和躯体功能的衰退。懒动脑筋、被动接受知识、不活动只能加快衰退进程。应多与社会接触,积极参加力所能及的趣味活动,生活要有规律,饮食起居要适当,参加有意义的活动和坚持体育锻炼,力求身心健康。

3. 重建人际关系　离退休后,人际交往的对象会发生明显变化,应在晚年生活中结交新朋友,友爱互助,妥善处理家庭关系,父慈子孝,和睦相处,使老人尽享天伦之乐,有利于老年人健康长寿。

4. 保持愉快的心境　老年人要善于控制情绪,尽量减少消极悲观情绪。保持乐观的心情,遇难事不急躁,遇急事不惊恐,遇悲事不过分伤心,遇喜事不过于兴奋,凡事不计较,使其在轻松、愉快、和谐的氛围中生活和工作。

5. 发挥社会支持系统的作用　政府、单位、邻里、家庭、亲友都应对老人多加关心和支持,形成尊老、敬老、爱老、养老的社会氛围,提供各种方便满足老人的社会需求,以保证老年人安度晚年。

练一练　我是养老护理员

请一个同学扮演养老护理员,将其他同学当作老年人,为他们讲解老年期心理保健措施。

小结

心理卫生也称精神卫生,它是关于保护与增强人的心理健康的心理学原则与方法。心理健康是指个体的各类心理活动正常协调,心理内容与现实一致,人格完整稳定和环境适应良好的一种持续状态与相对平衡过程。不同年龄段的人,身心特点各不相同,容易出现的心理问题也不尽相同。掌握不同年龄阶段的身心特点,学会预防和解决一些心理问题的方法,是当代医学生应当具备的素质。

自测题

一、名词解释

1. 心理卫生　2. 心理健康

二、选择题

1. 下列促进婴幼儿智力发展的措施正确的是(　　)

A. 多跟婴幼儿说话、讲故事、唱歌

B. 为避免细菌,阻止婴幼儿抓摸物品

C. 让婴幼儿长时间看电视

D. 少去公园、超市、广场游玩

E. 不许婴幼儿随意爬行、跑动

2. 下列哪项不是青年期心理活动特点(　　)

A. 智力发展显著

B. 自我意识增强

C. 性意识发展

D. 抽象思维能力尚未发展

E. 出现多从矛盾

三、判断题

1. 不生病就是健康。(　　)

2. 人际关系好的人一般心理健康。(　　)

3. 青少年的心理发展速度快于身体发展。(　　)

4. 不必注重婴儿的动作训练,那是天然的,运动和智力发育没有关系。(　　)

5. 幼儿和儿童说谎是道德问题,要严厉管教。(　　)

6. 更年期症状是心理疾病,不是生理问题。(　　)

四、简答题

1. 如何评价一个人心理是否健康?

2. 青年期心理卫生特点及心理卫生措施有哪些?

(刘　捷)

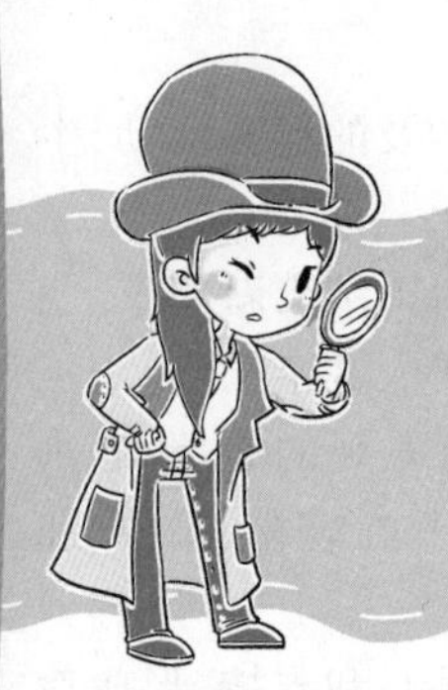

第5章 心理应激

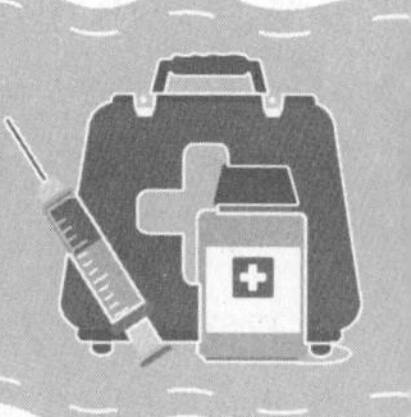

与传统的医学模式不同,生物-心理-社会医学模式是一种系统论和整体观的医学模式,它要求把人看成一个多层次的、完整的连续体,在健康和疾病问题上,要考虑生物的、心理和行为的、社会的各种因素的综合作用。因此,了解心理应激与身心疾病的理论,在护理工作中具有重要意义。

第1节　心理应激概述

一、心理应激的概念

"应激"(stress)一词最初的含义是指"物理上的张力或压力"。20世纪30年代塞里创立了应激学说,改变了这个词的传统用法,不再把它看作是一种产生压力的实体本身,而是看作由某种实体或压力在人类或动物有机体内所引起的一系列生理生化变化过程。

医学心理学将心理应激定义为:是个体认识到需求和实际上满足需求的能力不平衡时所表现出的适应过程。应激是一个动态过程,一般包括应激源、应激中介、应激反应三个环节。

知识拓展

汉斯·塞里(Selye Hans,1907—1982年)

汉斯·塞里是一位奥地利裔的加拿大医学研究员和一位内分泌学家。他由于阐述了被称作压力的人体紧张状态这一概念而著称。他对于内分泌腺的研究使得他对疾病的本质和影响及人体对生命中出现的问题和事件的反应有了新的理解。他的医学研究向人们展示出了如何能让身体适应不同的不良情况。

考点:心理应激的概念

二、应　激　源

应激源也称刺激或刺激物。凡是能引起应激反应的各种事件或情境统称应激源。能引起人类应激反应的应激源范围十分广泛,可以从不同的角度分类。

(一) 按应激源的来源分类

1. 生物性应激源　这是一组直接影响个体生存与种族延续的刺激,包括生物的、物理的、化学的刺激。它可来自于机体的外部,如微生物、饥饿、创伤、环境污染、辐射等。它也可以是机体自身性变化,如妊娠、衰老、月经等。

2. 心理性应激源　这是一组来自人们头脑中直接影响个体心理需求的刺激。首先包括认知障碍、不良的情绪反应等,如各种挫折与心理冲突、不切实际的期望、不良预感,以及与道德相关的压力感。其次包括个体不良经验及长期生活经历造成的不良人格特征,如猜忌、多疑、怨恨、自负、自责等。

3. 社会性应激源　这是一组直接影响个体社会需求的刺激。社会性应激源包括一切发生在个体周围并对其社会关系、社会环境有影响的一切社会生活事件,是最普遍的一类应激源。社会性应激源可分为两大类。

(1) 生活事件:这是一组纯社会的社会性应激源。英国学者霍尔姆斯等通过社会调查把人类社会生活中生活事件归纳并划分了等级,编制了社会适应量表,见表5-1。该表列出了43个生活事件,量表得分高者,比较易患心血管疾病、糖尿病、感冒等;量表的分数还与抑郁、焦虑及其他精神障碍有关。如测试分数为0~149分者，一般没有重大问题；如为150~199分者，会有轻微的健康风险，约有1/3的患病可能性；如为200~299分者，会有中度的健康风险，约有1/2的患病可能性；如得分达300分以上者，严重的健康风险，约有80%的患病可能性。

表5-1 社会适应量表

变化事件	LCU	变化事件	LCU
1. 配偶死亡	100	23. 子女离家	29
2. 离婚	73	24. 姻亲纠纷	29
3. 夫妇分居	65	25. 个人取得显著成就	28
4. 坐牢	63	26. 配偶参加或停止工作	26
5. 亲密家庭成员丧亡	63	27. 入学或毕业	26
6. 个人受伤或患病	53	28. 生活条件变化	25
7. 结婚	50	29. 个人习惯的改变(如衣着、习俗交际等)	24
8. 被解雇	47	30. 与上级矛盾	23
9. 复婚	45	31. 工作时间或条件的变化	20
10. 退休	45	32. 迁居	20
11. 家庭成员健康变化	44	33. 转学	20
12. 妊娠	40	34. 消遣娱乐的变化	19
13. 性功能障碍	39	35. 宗教活动的变化(远多于或少于正常)	19
14. 增加新的家庭成员(如出生、过继、老人迁入)	39	36. 社会活动的变化	18
15. 业务上的再调整	39	37. 少量负债	17
16. 经济状态的变化	38	38. 睡眠习惯变化	16
17. 好友丧亡	37	39. 生活在一起的家庭人数变化	15
18. 改行	36	40. 饮食习惯变化	15
19. 夫妻多次吵架	35	41. 休假	13
20. 中等负债	31	42. 圣诞节	12
21. 取消赎回抵押品	30	43. 微小的违法行为(如违章穿过马路)	11
22. 所担负工作责任方面的变化	29		

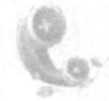

练一练 你的社会适应性

请用社会适应量表进行自测。

(2) 日常生活中的小困扰：相对生活大事件，生活中人们所面对的应激源更多的是纷繁复杂的琐碎事，有学者认为，日常生活积累的困扰比重大的生活事件更能影响健康。戴·隆基斯于1982年使用坎纳编制的两个量表，一个是117个题目的日常生活小困扰量表，另一个是135个题目的日常生活中令人兴奋的量表。连续9个月对100个成年被测对象进行研究，每个月被测对象填写量表一次。结果发现，被测对象的健康状况与小困扰出现的频率和强度有关，与生活事件的数目和严重性无关。

4. 文化性应激源 这是一组直接影响个体文化环境的刺激。文化性应激源对个体的刺激持久而深刻，最常见的是文化性迁移，如出国留学、移民时从一种文化环境进入到另一种文化环境，从而产生应激。风俗习惯、宗教信仰、生活方式、观念等的改变也是引起心理应激的文化性应激源。

(二) 按应激源对个体的影响分类

1. 积极的应激源　指对个体认为对自己身心有积极作用的应激源,如晋级升迁、新婚、获得奖励等。

2. 消极的应激源　指个体认为对自己身心有消极作用的应激源,如离婚丧偶、亲人去世、创伤疾病等。

(三) 按应激源主客观属性分类

1. 客观应激源　指不以人的意志为转移的客观应激源,如自然灾害、战争、疾病、社会上恐怖事件等。

2. 主观应激源　指个体主观因素与客观因素相互作用的及纯粹个体主观产生的应激源,如生活压力、艰难的抉择、价值观等。

想一想:在护理工作中护士可能会遇到哪些应激源?

三、应激的生理心理反应

应激反应就是个体应对应激源的刺激所产生的身心变化。应激过程中既有心理反应,又有生理反应,两者不可分割。从应激的作用时间上,又可将其分为急性应激反应和慢性应激反应。

(一) 应激的心理反应

1. 认知反应　轻度的应激反应可增强人的认知能力。若应激反应过强,可以干扰和影响注意力、记忆力、思维能力和对外界的判断力,使得认知能力下降,认知能力下降会增加负性情绪的强度,产生冲动行为,机体将失去自我调节和控制,不能恰当使用自我防御机制。

2. 情绪反应

(1) 焦虑:是应激反应中最常见的情绪反应,表现出对预期发生的危险或情境的紧张、焦虑、恐惧等的情绪状态。焦虑发生时多伴有心慌、出汗、发抖等交感神经兴奋症状。过度的焦虑影响个体的应对能力。例如,有的人参加考试时,在考场上“大脑一片空白”;有的人与陌生人会见时因焦虑紧张而无法进行顺畅的语言表达。

(2) 恐惧:如果说焦虑是对尚未发生的危险或威胁所产生的情绪反应,恐惧则是企图摆脱已经明确的威胁或危险的情绪反应。恐惧时同样会出现交感神经兴奋、肾上腺髓质分泌增加,伴有心慌、发抖、恶心等生理症状。

(3) 愤怒和敌意:愤怒是有目的的活动受到阻碍时出现的情绪反应。往往伴有攻击行为、交感神经兴奋等生理症状。愤怒是一类破坏性的情绪释放,有损身心健康。敌意是伴有攻击欲望的敌视、不友好的情绪反应。常与想伤害、语言攻击等行为一同出现。例如,当众羞辱、讽刺别人,都是敌意的表现。

(4) 抑郁:是一种消极悲观的情绪反应,有情绪释放作用。主要表现为情绪低落、兴趣下降、悲观失望、意志活动减少,并可出现多种躯体上的不适感,严重者有自杀行为。临床上,遇有久治不愈的躯体疾病、癌症、经济条件差、社会支持不良等患者,尤其要注意并发抑郁的可能,防止自杀意外。

(二) 应激的生理反应

1920年,生理学家坎农对应激反应的生理变化进行了深入的研究,当人体面对应激源时,自主神经会出现一系列的变化,如心率加快、血压增高、出汗、瞳孔扩大、失眠多梦等,这些生理反应都是为了应对压力所做的准备。

1956年,加拿大生理和内分泌学家塞里对应激反应做了更深入的研究,把应激反应分为三个阶段,每个阶段都伴随着生理变化。一是警觉阶段,此阶段发现了应激源的威胁,生理上处于警觉、准备战斗阶段;表现为心率加快、呼吸加快、血糖升高、血压增高、出汗、体温上升等症状。二是搏斗阶段,此阶段个体处于应激状态,或消除应激、或适应应激、或退却;此阶段生理、生化指标在表面上恢复正常,但这是一种被控制状态下的表面现象。三是衰竭阶段,此阶段机体的生理和心理能量几乎耗尽,最后"精疲力竭"。这时疾病和死亡随时可以发生。在应激反应的生理反应中,神经系统、内分泌系统和免疫系统都起着重要的调节和控制作用。

考点:塞里将应激反应分为哪三个阶段

(三) 应激的行为反应

1. 逃避 指遭遇应激源时做出远离应激源的行为反应。在未遭遇应激源之前即采取措施,避免接触应激源,也属于逃避。

2. 攻击 在应激源的作用下将愤怒等情绪指向人或物,伴有破坏性不良行为。攻击有直接攻击和转向攻击两种形式。

3. 依赖 面对应激源,个体完全放弃意志努力和责任,依靠他人的关心和照顾。依赖多见于慢性患者、癔症患者、儿童和老年人。

4. 物质滥用 应激状态下,个体用吸烟、酗酒、应用毒品和药物来缓解紧张情绪及行为。这是一种逃避现实的应对方式,使用者能借此暂时麻痹自己,但却不能解决问题,物质滥用严重损害身心健康。

护考链接

不属于应激反应的心理反应是 A. 认知改变 B. 焦虑 C. 心率加快 D. 愤怒和敌意 E. 恐惧

解析:心率加快是应激反应的生理反应。正确答案为C。

(四) 应对心理应激的方法

1. 消除应激源 了解应激源的性质特点,制订可行的计划和策略,从根本上消除应激源。如学生考试失败,应认真寻找失败的原因,可以通过注意听讲、认真复习、多做练习等策略消除应激源。有些应激源可能是不可避免的,这时可采用"回避"的应对方法,远离应激源,减少应激的伤害。例如,人们在遭遇洪水、地震等自然灾害时,暂时撤离事发地点实际上就是一种很好的应对策略。

2. 调整期望值 个体面对某些生活事件和工作任务时,首先是估计自己的应对能力,过高或过低的自我评估都会产生不良后果,导致失落感、抑郁、焦虑等情绪。因此,建立与自己能力相匹配的期望值,对于自信心的培养,心理健康水平的提高至关重要。

3. 合理认知 认知是人类心理活动的一个组成部分,对情感、意志、动机和行为,有较强的调控作用。从理论上讲,如果改善认知因素的结构、调整认知的逻辑、理顺各认知阶段的联系,就可以矫正心理问题。因此,建立合理的认知,对应激源进行合理的评价,可以减轻或消除心理应激的损害。

4. 行为锻炼 适当的行为锻炼有助于降低焦虑、抑郁等不良情绪,可以调节血压、血糖及改善心血管的功能、促进消化和吸收,防止身心疾病的发生,如走路、跑步、游泳、骑自行车、打太极拳、做瑜伽等。

5. 转移注意 把注意力转移到个人喜欢的活动上,如旅游、种花养鱼、练习书画、听音乐等,都可以降低应激源的刺激作用,缓解应激反应的不良影响。

6. 利用社会支持系统 社会支持对健康具有直接的保护作用,情感支持可以维护自尊心和增加归属感。使个体改善消极情绪,增进自我防御能力。社会支持具有减轻应激事件反应的作用,社会支持能改变个体对应激事件的认知评价,提高对再次应激的预测力和耐受能力,社会支持还能消除应激事件造成的人际关系失调的不良效果。

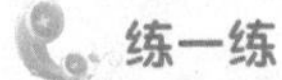

每位同学整理出自身曾使用过且有效的应对心理应激的方法,同桌互相交流分享。

第2节 心理防御机制

一、心理防御机制的概念

心理防御机制是指个体处在挫折与冲突的情境时,解脱、减轻内心不安以恢复情绪平衡和稳定的心理活动。心理防御机制是由精神分析学派的创始人西蒙·弗洛伊德提出的,是一种潜意识的防御机制。心理防御机制有积极和消极两种作用。

考点:心理防御机制的概念

二、心理防御机制的类型

(一)心理防御机制的分类

1. 根据心理防御机制在个体心理发展中出现的顺序和特点,将心理防御机制分为四大类。

(1)自恋型防御机制:在童年早期个性发展中常常使用,正常人偶尔使用,精神障碍者常极端使用。包括否认、投射、曲解、同一化等。

(2)幼稚型防御机制:出现在童年后期,有时被轻度的精神障碍的成年人使用。包括退行、幻想等。

(3)神经症型防御机制:出现在少年后期,神经症的成年人多使用。包括合理化、理性化、补偿、潜抑、抵消、转移、隔离等。

(4)成熟型防御机制:个体人格发展成熟后使用。包括升华、幽默、理智化等。

2. 按心理防御机制的功能形式可分为 建设性与破坏性防御机制、掩饰性防御机制、逃避性防御机制、攻击性防御机制等。

(二)常见心理防御机制的表现

1. 否认 是指对已经发生的但又不愿意发生的事实加以否定,以减轻心理痛苦的一种简单而原始的心理防御机制。被否认的事实常令个体过分难堪,或者心理上遭受严重威胁。例如,面对亲人故去、死亡威胁等,常常会使用否认防御机制。否认防御机制在精神患者中常以妄想的形式表现出来。

2. 曲解 是指个体对客观事实加以歪曲,以符合自己的心理需要。曲解为多种防御机制共有,是一种基本的防御机制。这种防御机制不仅歪曲事实,而且相信事实就是曲解的那样。精神患者的幻觉和妄想可被看作是曲解的极端表现。

3. 退行 是指当个体遇到困难和挫折时,放弃成熟的应对策略,退回到使用早期幼稚不成熟的应对方式。退行在日常生活和医学临床中并不少见,例如,已经学会控制大小便的孩子在受到惊吓时,又出现尿床。经历死里逃生的危重病患,在躯体疾病已经完全康复后仍不愿意出院。退行机制也常见于癔症和疑病症的患者。

4. 幻想 是指个体把自己置身于脱离现实的想象,去满足受到挫折后没有满足的心理。“灰姑娘的故事”、做“白日梦”等都是幻想防御机制。偶尔幻想对缓解紧张的情绪有所帮助,但是总是分不清现实与幻想内容时,就是病态了,多见于人格不成熟者甚至精神性疾病。

5. 合理化 是指个体遭受挫折或无法达到所追求目标时,常找出对自己有利的理由为自己辩解,以摆脱心理痛苦的防御机制。合理化形式多样,如“比上不足、比下有余”、“此乃酸葡萄,非我所欲也”等。日常生活中合理化机制常见于普通人,但过度严重往往是神经症的表现。

6. 升华 是指将潜意识中不能直接表现出来、不为社会所认同的动机、欲望等转为建设性的活动,使之被社会认同和接受。例如,歌德因失恋写下了《少年维特的烦恼》,司马迁的挫折与《史记》的成就,都是升华的典范。升华作用是一种积极的心理防御机制。

第3节 身心疾病

情境案例 5-1

患者：李老太，女性，50岁。

（场景：某医院内科门诊就诊。）

护士：小陈，内科接诊护士。

患者："我感到头晕头痛、心慌，睡眠不好。曾有高血压病史，自己不规律服用"硝苯地平"及"丹参片"等药物，病情时好时坏。"

护士：给李老太测量血压为160/110mmHg，查看李老太近期的B超、心电图、X线片等各项检查均为正常。

医生："你有什么烦心的事吗？"

患者："唉，丈夫整天在外打牌，有时整夜不归，为此，我经常跟他吵架，只要他晚上没回家，我就彻夜难眠。"

一、身心疾病的概念

身心疾病又称心理生理疾病，指心理社会因素在疾病发生、发展过程中起重要作用的器质性疾病和功能性障碍。如果只强调身心疾病中的器质性疾病，是指狭义身心疾病。而广义的身心疾病，指"只要在疾病发生、发展、转归各个环节受到心理因素影响者，都属于身心疾病。"

考点：身心疾病的概念

二、临床常见的身心疾病

（一）原发性高血压

原发性高血压是最早确认的一种身心疾病。原发性高血压是以慢性血压升高为主要临床表现的临床综合征，是成年人中发病率很高的一种严重危害健康的循环系统疾病。工业化程度高的国家高于发展中国家，脑力劳动者高于体力劳动者。现代医学研究发现高血压的发病与心理社会因素有关。

1. 心理因素 人们很早就发现情绪和血压有着密切的关系。1711年，当Hales将动脉套管插入马的股动脉时，马因为恐惧血压明显升高，待马平静时，血压恢复正常。人类因为情绪改变而出现血压改变的现象更为常见，如人在遇到危险的情境时，测得的血压数值要明显高于平常心态下的血压。

2. 社会因素 现代社会的激烈竞争、紧张的人际关系、大量的信息涌入、高节奏的生活速度等，常常使人处于高度精神紧张的状态。这些因素作为社会性的应激源刺激个体发生心理和生理上的变化。调查表明：高血压的发病率，职业紧张的人群高于一般人群；高难度精细作业的人群高于工作简单的人群；人际关系紧张的人群高于人际关系良好的人群。

3. 人格因素 研究认为A型行为特征的人是高血压的易感人群。A型行为特征的竞争性强、易于激动、好争执、敏捷但缺乏耐心等特点，遇到应激时，可能通过肾上腺分泌的激素引起血压升高。神经质及焦虑者易发生高血压。

情境案例 5-1 分析

该患者既往健康，此次发病出现头晕头痛、心慌心悸、血压升高等临床表现。根据病史、症状和体格检查结果可诊断为原发性高血压。该患者发病有明显的心理社会因素，可见原发性高血压的发病与心理社会等因素有关。

（二）冠心病

冠心病是一种严重威胁人类健康的疾病，发病率和死亡率在全球范围内居于前列。冠心病的发病因素很多，但现代医学认为，生活方式、人格、心理因素及社会因素在冠心病的发生发展过程中起着重要的作用。

1. 情绪反应　突发的生活事件可以产生焦虑、抑郁、恐惧等消极的情绪，都可以成为冠心病的诱发因素。剧烈的情绪波动，如狂喜或狂怒等可诱发冠心病、心肌梗死发作，引起患者猝死。

2. 人格特征　大量流行病学研究显示，从A型行为者的心肌梗死的发生率、复发率、死亡率，到A型行为者的生理生化反应等几个方面，证实了冠心病与A型行为存在肯定的关系。

3. 生活事件和生活方式　一般认为，经历的生活事件越多，冠心病的发生率越高。不健康的生活方式，吸烟、高盐高脂饮食、熬夜等因素已公认跟冠心病有密切关系。

（三）消化性溃疡

消化性溃疡是一组消化道黏膜的慢性溃疡性疾病。大量研究证实，消化性溃疡与紧张、焦虑、抑郁等情绪有关。严重的生活事件，如丧偶、人际关系紧张等造成的心理应激，可促进和加重消化性溃疡的症状。另外，具有内向和神经质的人格特征，也是消化性溃疡的易患因素。

（四）肿瘤

恶性肿瘤在我国已经位居人群死亡谱的前列。目前普遍认为，精神抑郁是促进癌症发展的一个重要因素，癌症患者发病前生活事件发生率比其他患者高，具有C型行为特征的人，癌症发生率比非C型行为高3倍以上。

（五）糖尿病

这是一组以血糖升高为特征的内分泌和代谢障碍。一般认为糖尿病是遗传和环境共同作用的结果，研究发现：情绪、生活事件、人格、生活方式等不良心理社会因素可促发和加重糖尿病。

（六）支气管哮喘

支气管哮喘的病因复杂，目前公认与遗传、环境、机体免疫、情绪和行为等因素有关。剧烈的情绪表达是诱发哮喘的重要因素之一。儿童受到挫折，产生的情绪障碍可诱发和加重哮喘病情。

护考链接

不属于身心疾病的是　A. 原发性高血压　B. 冠心病　C. 支气管哮喘　D. 失血性休克　E. 糖尿病

解析：身心疾病又称心理生理疾病，指心理社会因素在疾病发生、发展过程中起重要作用的器质性疾病和功能性疾病。正确答案为D。

三、身心疾病的防治原则

（一）身心疾病的治疗

对身心疾病的治疗一般采取身心同治的原则，在治疗上既要消除生物学症状，又要去除心理因素的病因。但在具体治疗时，应有所侧重。

1. 对于躯体症状严重的患者　应先以积极治疗躯体疾病为主，辅以心理治疗。
2. 对于心理症状严重的患者　重点做好心理治疗，并实施常规的躯体治疗。
3. 对于确诊的身心疾病患者　尽力消除与身心疾病有关的社会心理因素。

（二）身心疾病的预防

1. 身心疾病的社会预防　加强心理卫生宣传指导工作，改善生活环境，提高人群对心理健康的认识水平，并从不同年龄阶段的个体心理卫生措施抓起，实施社会预防是从根本上降低其发病率的重要措施。

2. 身心疾病的个体预防

（1）培养健全的人格：对于那些具有明显心理素质弱点的人，应及早通过心理指导健全其人格。

(2) 提高应激反应的应对能力:对于那些工作和生活中存在明显应激源的人,要及时进行适当的调整,减少或消除心理刺激。

(3) 养成良好、健康的生活方式:对于那些有明显行为问题者,如吸烟、酗酒、缺乏运动及A型行为等,用心理行为技术干预,改善不良生活习惯和有害于健康的生活方式。

(4) 建立和谐的人际关系:拥有较多社会支持的个体具有较高的身心健康水平,而和谐的人际关系在社会支持系统中具有十分重要的作用。

(5) 心理咨询和心理治疗:必要时寻求专业的心理咨询机构的帮助,是解决预防身心疾病的重要武器。

情境案例 5-1 护患对话

患者:"护士,什么原因可以导致原发性高血压?"
护士:"这个病可以由很多原因引起,如遗传、高盐饮食、肥胖、生活压力等。"
患者:"这个病不治疗会有什么后果?"
护士:"高血压不治疗的话,会引起心、脑、肾等多器官的并发症,严重危害身体健康。"
患者:"哦,是这样啊! 那在治疗时我应该注意些什么呢?"
护士:"您这个病除了按医生要求规范用药外,还应该养成健康的生活方式,保持愉快的心情,必要时辅以心理治疗。"
患者:"哦,我明白了。谢谢你!"

小结

心理应激是指个体认识到需求和实际上满足需求的能力不平衡时所表现出的适应过程。应激包括应激源、应激中介、应激反应三个环节。心理防御机制是指个体处在挫折与冲突的情境时,解脱、减轻内心不安以恢复情绪平衡和稳定的心理活动。常用的防御机制有:否认、曲解、退行、幻想、合理化、升华等。身心疾病指心理社会因素在疾病发生、发展过程中起重要作用的器质性疾病和功能性障碍。临床上常见的身心疾病有:原发性高血压、冠心病、肿瘤、消化性溃疡、糖尿病、支气管哮喘等。

自测题

一、名词解释

1. 心理应激 2. 心理防御机制 3. 身心疾病

二、填空题

1. 应激包括________、________、________三个环节。
2. 塞里将应激反应分为________、________、________三个阶段。
3. 根据心理防御机制在个体心理发展中出现的顺序和特点,将心理防御机制分为________、________、________、________四大类。

三、选择题

1. 属于心理性应激源的是( )
A. 细菌 B. 高温
C. 信仰 D. 挫折
E. 战争
2. 心理应激中最常见的心理反应是( )
A. 恐惧 B. 焦虑
C. 悲观 D. 压抑
E. 愤怒
3. 属于积极的心理防御机制是( )
A. 否认 B. 退行
C. 幻想 D. 升华
E. 合理化
4. 下列哪项不是身心疾病( )
A. 消化性溃疡 B. 肿瘤
C. 原发性高血压 D. 车祸外伤
E. 糖尿病

四、简答题

1. 应激的心理反应有哪些?
2. 临床上常见的身心疾病有哪些?

(付广燕)

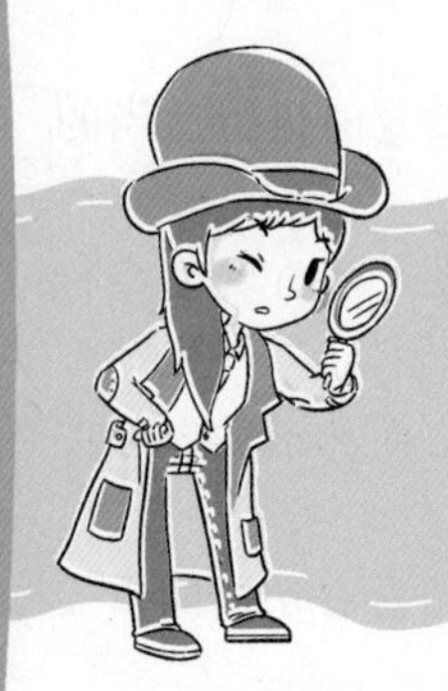

第6章 变态心理

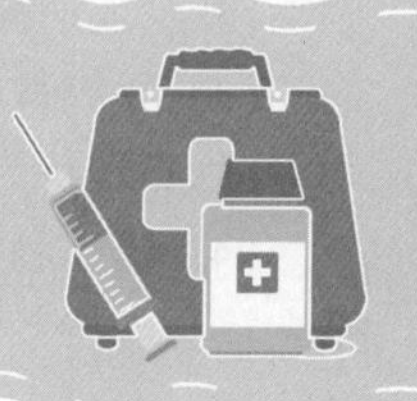

科技信息时代的到来，让人们生活的脚步越来越快。但无论怎样，健康永远是人们生活的主题，我们身边每一个人开始更加注重身体健康和心理健康，警惕和防止心理障碍的出现。心理障碍是心理的特殊表现，指心理变态或行为异常。那么，什么是心理变态？正常与异常的心理如何判断？常见的心理变态又有哪些呢？

第1节　变态心理的概述

情境案例6-1

患者：刘先生，38岁。因总感到右腹隐隐作痛而反复去医院检查肝功能及B超，结果均为正常。

护士：小玲，某中职卫生学校实习护士。

（场景：某医院消化内科门诊，刘先生在向小玲提问。）

患者："2年前，我的邻居因肝癌去世，我腹痛与我邻居一模一样，可做了各种检查都没查出问题，这是怎么回事？"

护士小玲对这个患者也充满疑问，前来向带教老师求教。

带教老师："小玲，你觉得张先生心理正常吗？他的行为是不是跟正常人不同？"

护士："我觉得他跟正常人是有不同，但不知道是不是心理变态。"

一、心理变态的概念

正常人的心理活动是一个完整的统一体，心理过程之间相互联系、影响，并协调一致，正常的心理活动具有三大功能：①保障人顺利地适应环境，健康地生存发展；②保障人与人之间进行正常的人际交往，承担责任；③使人类正确地并创造性地认识、改造客观世界。

心理变态又称"心理异常"、"心理障碍"，指人的知觉、思维、情感、智力、意念及人格等心理因素的异常表现，如幻觉、梦游、性变态及各种精神病等。另外，心理变态除包括外显的，也包括内隐的异常，即思想、情绪、态度、能力、人格特征等的病态。

考点：心理变态的概念

二、心理正常与否的判断

目前判断一个人的心理活动是正常还是异常没有完全统一的标准，一般是把人的心理状态与行为表现放到当时的客观现实环境和社会文化背景中，与社会认可的行为模式，以及患者本人的一贯表现进行比较，从而判断其心理是否正常。我国较常用的对心理异常进行区分和判断的标准如下。

（一）常识性区分

主要依据日常生活经验进行区分，如出现以下几种情况，可考虑为心理异常：①出现离奇怪异的言谈、思想和行为；②呈现过度的情绪体验和表现；③造成社会功能损害；④影响他人的社会生活。

（二）心理学区分

我国著名的临床心理学家郭念锋提出三条原则，作为确定心理正常与异常的依据。

1. 主观世界与客观世界的统一性原则　心理是对客观现实的反映,因此任何正常的心理活动和行为,必须就形式和内容上与客观环境保持一致性,如果人的精神或行为与外界环境失去同一性,必然不能被人理解,就可以认为,这个人的心理活动出现了异常。

2. 心理活动的内在协调性原则　人类的心理活动分为认知、情感、意志行动等,它们之间是协调统一的,所以人自身是一个完整的统一体。如一个人遇到一件高兴的事,在向别人述说时却语调低沉,让别人体验到的反而是悲伤。这样,就可以说他的心理活动不是协调一致的,是异常的心理。

3. 人格的相对稳定性原则　每个人都有自己的人格,人格具有独特性、稳定性,一般不易改变。如果在没有明显的外界因素的情况下,一个人的个性出现了问题,就可以怀疑这个人的心理出现了异常。如一贯开朗热情的人,突然变得十分冷漠,在这个人的经历中找不到足以使其改变的理由,就可以说,此人的心理已经出现异常。

(三)心理异常的判断标准

正常和异常心理存在着相对的界限,通常按以下几条标准进行判断。

1. 内省经验标准　指患者的主观体验,一种情形是个体自己觉得有焦虑、抑郁、出现没有明显原因的不舒适感或自己不能适当地控制自己的行为,主动寻求他人支持和帮助。另一种情形是在某些情况下,如亲人丧亡或因学业不及格而退学时,如果没有悲伤或忧郁的情绪反应或没有不舒适感,可能表示有心理异常,也需考虑其有心理变态。

2. 统计学标准　一是以个体心理或行为来判别,一个人的心理是正常还是异常,可将这个人的心理活动或行为与大多数人的心理活动或行为进行比较,看他的心理活动或行为与大多数人是否一致。二是以心理测验的结果来判别,在普通人群中,对人们的心理特征进行测量的结果常常显示常态分布,居中的大多数人属于心理正常,而远离中间的两端被视为异常,但要除外那些位于两端的极少数的智力超常人群。

3. 客观检查标准　就是将症状数量化,以数字来表示,是较客观和可靠的指标。它包括两方面:一是生理检查指标,主要反映大脑的生理功能和结构特点。二是心理检查指标,通常用心理测验来进行检查。目前广泛使用的有智力测验、个性测量等。

4. 社会适应标准　一般心理正常的人都能够调整自身适应社会和生活环境的需要,达到人与社会和生活环境的协调统一。如果一个人出现器质的或功能的缺陷,使个体能力受损,导致与社会不相适应的行为后果,则认为此人出现心理异常。

情境案例6-1分析

刘先生的邻居因肝癌病逝,导致其自我感觉也患了肝癌,这符合了内省经验标准;经过检查,结果正常,按大多数人的心理,应该相信,可刘先生不信,符合了统计学标准和客观检查标准;刘先生认为身患肝癌而紧张并四处求医,对其生活及社会功能造成了一定影响,符合了社会适应标准。由此,可以判别刘先生心理出现了异常。实习护士小玲的怀疑是正确的。

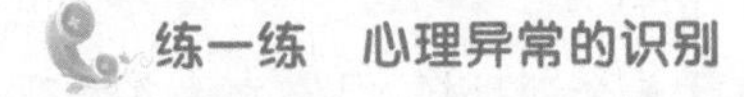

由教师或学生说出现实生活中疑是心理异常的真实案例,由学生来判别其心理是否异常?

三、心理变态的分类

目前常用的精神障碍分类标准有三种:国际疾病分类(ICD)、美国精神障碍分类(DSM)和中国的精神疾病诊断标准(CCMD)。国际疾病分类是世界卫生组织主持编写的《疾病及有关健康问题的国际分类》的简称。我国2001年修订的第三版中国精神疾病诊断标准(CCMD-3)将心理变态分为如下九类。

（一）器质性精神障碍

器质性精神障碍包括以下几种类型：①阿尔茨海默病；②脑血管病所致精神障碍；③其他脑部疾病所致精神障碍；④躯体疾病所致精神障碍。

（二）精神活性物质所致精神障碍

精神活性物质所致精神障碍包括以下几种类型：①阿片类物质；②酒精；③镇静催眠药、抗焦虑药。

（三）精神分裂症和其他精神病性障碍

精神分裂症（分裂症）和其他精神病性障碍包括以下几种类型：①精神分裂症；②偏执性精神障碍；③急性短暂性精神病；④感应性精神病；⑤分裂情感性精神病。

（四）心境障碍（情感性精神病）

心境障碍（情感性精神病）包括以下几种类型：①躁狂发作；②抑郁发作；③双相障碍；④持续性情感障碍；⑤其他或待分类的情感性精神障碍。

（五）癔症、应激相关障碍、神经症

癔症、应激相关障碍、神经症包括以下几种类型：①分离（转换）性障碍；②应激相关障碍（急性应激障碍、创伤后应激障碍、适应障碍）；③神经症。

（六）心理因素相关生理障碍

心理因素相关生理障碍包括以下几种类型：①进食障碍；②非器质性睡眠障碍；③非器质性性功能障碍。

（七）人格障碍、习惯与冲动控制障碍和性心理障碍

人格障碍、习惯与冲动控制障碍和性心理障碍包括以下几种类型：①人格障碍；②习惯与冲动控制障碍；③性心理障碍。

（八）儿童、少年期精神障碍

儿童、少年期精神障碍包括精神发育迟滞、心理发育障碍和儿童少年期行为和情绪障碍。精神发育迟滞分为轻度、中度、重度和极重度。心理发育障碍包括以下几种类型：①儿童孤独症；②埃斯博格（Asperger）综合征；③Rett 综合征；④儿童瓦解性精神障碍。儿童少年期行为和情绪障碍包括以下几种类型：①注意缺陷与多动障碍；②品行障碍；③抽动障碍；④儿童少年期情绪障碍。

（九）其他精神障碍和心理卫生情况

其他精神障碍和心理卫生情况有：①待分类的精神障碍；②其他心理卫生情况；③待分类的其他精神障碍。

第 2 节　人 格 障 碍

情境案例 6-2

宿舍管理员："张老师，你班男生张某昨晚将宿舍楼路灯开关全部砸坏，问他为什么要砸，他说'没为什么，看到就想砸，砸了就痛快'。"

班主任："提起我班这一学生我很头痛，一个学期下来，踢坏了教室的门，还撕坏了班级版报，经常违纪并跟老师顶撞，跟他谈了好多次话都没有效果，我都不知该怎么办了。"

家长："我这儿子从小到大都不断犯错误，对人漠不关心，犯了错误不但不认错还常常跟他人对着干，他是不是心理有问题？"

一、人格障碍的概念

人格障碍是指人格特征显著偏离正常，形成患者特有的根深蒂固的行为模式，这种行为模式相对

稳定且对环境适应不良，明显影响了患者的社交和职业功能，使患者十分痛苦。人格障碍一般开始于童年或青少年阶段，往往持续终生。人格障碍的共同特征如下。

(1) 症状一般开始于童年、青少年或成年早期，会一直持续到成年乃至终生。

(2) 严重的人格缺陷，人格明显偏离正常，不协调，与他人格格不入。

(3) 严重的情感障碍，智能正常而情感不稳定，易激惹，有的人甚至冷酷无情。

(4) 行为的动机和目的不明确。自制力较差，容易与他人发生冲突，不仅使周围人遭受损失，也损害了自身利益。

(5) 大多数人格障碍者缺乏自知力，难以从生活经验中吸取教训。

(6) 人格偏离具有相对稳定性，一旦形成就难以改变。

(7) 矫正困难，预后不良。

考点：人格障碍的概念及特征

二、人格障碍的形成因素

人格障碍的形成因素迄今不明，认为是在脑先天缺陷的基础上，受外界环境有害因素的影响而形成的。

(一) 生物学因素

1. 遗传因素　与人格的发展和形成密切相关。人格障碍可能是遗传及环境的相互作用的结果。

2. 神经生化因素　杏仁核过度反应、前额叶抑制降低、前额叶控制的5-羟色胺释放减少可能与边缘性人格障碍及反社会性人格障碍的冲动攻击性阈值较低相关。前额叶皮质的多巴胺和去甲肾上腺素活性降低，可能与分裂样人格障碍患者的认知缺陷有关。

3. 病理生理因素　50%人格障碍者的脑电图发现有慢波出现。有学者认为人格障碍是大脑发育成熟延迟的表现。出生时或婴幼儿时的脑损伤和传染病、病毒感染等可能是大脑发育不成熟的原因。人格障碍者到中年以后情况有所改善。

(二) 心理社会环境因素

童年生活经历对个体人格的形成具有重要作用。幼儿心理发育过程中的重大精神刺激或生活挫折对幼儿人格的发育存在不利影响。父母教养态度不一致，没有原则，使孩子无所适从，导致成年后自我概念紊乱。家庭成员对事物一贯的苛求、固执或“认真”，让成长中的孩子始终处于标准化和极端化的信念系统中。父母对孩子粗暴、溺爱等，对人格发育均有不利影响。

想一想：你自己的生活历程、家庭环境及父母的教养方式，对你人格的形成哪些因素是有利的，哪些因素是不利的？

三、人格障碍的常见类型

1. 偏执性人格障碍　以猜疑和偏执为主要特点。表现为对挫折与拒绝过分敏感，易记仇，总认为他人不怀好意，与现实环境不相称的好斗，易与他人争辩，自负，常无端怀疑别人要伤害、欺骗或利用自己。

2. 分裂样人格障碍　以观念、行为、外貌装饰奇特及人际关系明显缺陷，且情感冷漠为特点。几乎没有可体验到的愉快活动，对于批评和表扬都无动于衷，喜欢单独活动，回避社交，离群独处，过分沉湎于幻想中，行为不合时宜，常不修边幅、行为怪异、服饰奇特。

3. 反社会性人格障碍　以行为不符合社会规范，经常违法乱纪，对人冷酷无情为特点。好发于男性，18岁以前往往已经表现出品行问题。表现为对他人感受漠不关心，待人冷酷无情，缺乏责任感，无视社会规范和义务，常违法乱纪，对挫折的耐受性低，可引起攻击和暴力行为，无内疚感，很容易责怪他人，可伴有持续的易激惹。

情境案例6-2分析

学生张某经常违规违纪，以损坏公物为乐，从不知错，属于反社会性人格障碍。如仅用思想教育的方法是难以矫治其不良行为的，应通过心理咨询或治疗对其不良行为进行干预。

4. 冲动性人格障碍　又称攻击性人格障碍，主要特征是情感爆发伴有明显的行为冲动，事先进行计划的能力差。表现为情绪不稳，易激惹，易与他人发生争执和冲突，间歇期正常，可有暴力、自伤、自杀行为，日常生活和工作中表现为冲动、缺乏目的性与计划性。

5. 表演性人格障碍　又称癔症性人格障碍，以过分感情用事或夸张言行以吸引他人注意为特点。表现为自我戏剧化、做作性、夸张的情绪表达，暗示性强，情感体验肤浅而强烈，易感情用事，不停的追求刺激、以自己为注意中心，外表及行为显出不恰当的挑逗性，自我中心，自我放任，感情易受伤害。

6. 强迫性人格障碍　以过分谨小慎微、过分严格要求、完美主义及内心不安全感为主要特征。表现为过分疑虑及谨慎，常有不安全感，对细节、规则、秩序等过分关注，常拘泥于细节，犹豫不决，有强烈的完美主义感，道德感过强，过分迂腐、刻板和固执。

7. 焦虑性人格障碍　以一贯感到紧张、提心吊胆、不安全和自卑为特征，总是需要被人喜欢和接纳，对拒绝和批评过分敏感，因习惯性地夸大日常处境中的潜在危险，所以有回避某些活动的倾向。

8. 依赖性人格障碍　以依赖和顺从为主要特征，常感到自己无助、无能和缺乏精力。表现为将自己的需求附属于所依赖的人，过分顺从他人的意志，沉陷于被亲人抛弃的恐惧中，总把自己看做无依无靠、无能力的人。

四、人格障碍的治疗

人格障碍的治疗较为困难。药物治疗难以改变人格结构，可对症应用精神病药物，如情绪反应、攻击行为、焦虑等，但应少量应用。

人格障碍者一般不会主动求医，常常是在患者感到痛苦或出现症状时才十分“无奈”到医院就诊。与患者建立良好的关系，帮助其认识个性缺陷，鼓励他们改变自己的行为模式，并对其出现的积极变化予以鼓励和强化。帮助患者建立良好的行为模式，矫正不良习惯。反社会性人格障碍有一些程度不等的危害社会的行为，需对其进行行为矫正。总之，人格障碍治疗效果有限，预后欠佳。

第3节　性　变　态

一、性变态的概念

性变态又称性心理障碍，指性心理和性行为明显偏离正常，并以这种性偏离作为满足性需要的主要方式的一组精神障碍，不包括单纯的性欲减退或亢进、性功能障碍。性变态者一般没有突出的人格障碍，除寻求性满足的对象和性行为方式与常人不同外，其他方面的缺陷并不明显。性变态可分为性指向障碍、性偏好障碍、性身份障碍三种类型。

二、性变态的常见类型

（一）性指向障碍

1. 恋童症　以儿童为性活动对象的性变态，多见于男性。其性欲要求针对同性或异性儿童，以抚摸及强奸等形式表现出来，对儿童身心健康危害很大，需要承担法律责任。恋童症者常是意志薄弱者，对性冲动不能控制，常常选择弱小的对象进行发泄。

2. 恋物症　指反复出现以异性使用的物品或异性躯体的某一部分为性满足的刺激物，通过抚摸、触弄该物品而获得性满足。常见于男性。异性使用的贴身物品（如乳罩、内裤、卫生巾、内衣、头巾、鞋、袜、发卡等）及异性躯体的某一部分（如头发）均可成为恋物症患者依恋的对象。患者为了满足自身欲望经常采用偷窃手段盗窃依恋的物品，一般并不试图接近物品的主人，对异性本身并没有特殊兴趣，一般没有攻击行为。

3. 恋兽症　以与动物进行性活动作为经常的、偏爱的甚至唯一的满足性欲的方式。多见于农牧区，城镇居民中少见。

4. 恋尸症　以与异性尸体发生性活动作为经常的、偏爱的甚至唯一的满足性欲的方式。包括猥亵、奸尸和毁伤尸体,此症罕见,仅见于男性。

(二) 性偏好障碍

1. 异装症　又称异性装扮症,指通过穿着异性服装而获得性满足的一种性变态形式,性唤起和高潮后即脱去异性服装。以男性多见。异装症在5~14岁开始萌生,青春期产生与异性装束有关的色情幻想,开始一般通过镜子自我欣赏,以后逐渐出现在公众场合,少数患者后来转换成易性症者。

2. 露阴癖　指反复在异性面前暴露自身的生殖器,引起性的兴奋从而获得性的满足,可伴有手淫,但一般没有进一步的性侵犯,仅见于男性。多选择僻静之处,如躲藏在公园角落,或十分拥挤有路可逃的场所。当陌生异性经过时,突然暴露勃起的生殖器,以异性出现情感或行为反应(愤怒、厌恶、惊叫、逃避等)获得性满足。除暴露阴茎外,没有进一步的性要求,每次露阴前有强烈的难以遏制的欲望并伴有强烈的紧张感,露阴后即获轻松。

3. 窥阴症　指反复在暗中窥视异性的生殖器、裸体或性活动,以达到性兴奋,可伴有手淫或事后回忆并手淫以达到性的满足。男性多见,通过厕所、浴室、卧室的窗户进行这些活动,有的长时间潜伏于厕所等处,有些借助于反光镜或望远镜等工具窥视,除窥视行为本身外,一般不会有进一步的攻击和伤害行为。被窥视者往往并不知晓,患者大多不愿与异性交往,与性伴侣的活动难以成功,可伴有阳痿。

4. 摩擦症　在拥挤的场所或乘对方不备之时,以身体的某一部分(常为阴茎)摩擦和接触异性身体的某一部分,以达到性兴奋的目的。仅见于男性。多在公共汽车内、地铁、车站、电影院等场所伺机和异性身体接触和摩擦,可有射精行为。摩擦症患者没有暴露生殖器官的愿望,也没有和摩擦对象性交的要求。

5. 施虐-受虐症　施虐是向性爱对象施加虐待以获得性的满足,受虐症是指以接受性爱对象施加的虐待而获得性的满足,两者可单独存在或并存。正常人在性生活中可有轻度的掐捻、挤压或口咬等动作以增加性快感,并不属于性变态。性施虐症者则是通过对配偶或其他性对象的鞭打、针刺、切割肢体等,导致性对象明显的痛苦以增加性快感或作为性满足的唯一方法,多为男性,幼年往往有虐待动物的历史,成年后在性生活中屡次虐待性对象,虐待过程可逐步升级,造成对方性器官损伤、肢体骨折甚至死亡。最严重的是色情杀人狂,为获得最大的满足而千方百计杀害女性。

(三) 性身份障碍

性身份障碍也称易性症,指对自身性别的认定与解剖生理上的性别特征呈逆反心理,持续存在厌恶自身性别,要求使用手术或异性激素变换为异性的解剖生理特征。其性爱倾向为纯粹同性恋,要排除其他精神疾病所致的类似表现,无生殖器解剖生理畸变与内分泌异常。

第4节　成　　瘾

一、成瘾的概念

成瘾是指个体不可自制地反复渴求从事某种活动或滥用某种药品,从而获得或保持某些特殊的心理、生理状态。它表现出一种强迫性连续定期用该药的行为和其他反应,为的是要去感受它的精神效应。

毒品是社会学概念,是指具有强成瘾性并在社会上禁止使用的化学物质。我国的毒品主要指阿片类、可卡因、大麻、苯丙胺类兴奋剂等药物。

考点:成瘾的概念

二、成瘾的分类

(一) 药物成瘾

药物成瘾,又称药物依赖,是由于反复使用某种药物所引起的一种周期性或慢性中毒状态。特点:①具有不可抗拒的力量驱使个体使用;②个体为获取而不择手段;③使用剂量逐渐加大;④易产生心理和身体依赖;⑤危害个人和社会。滥用药物最常见并且危害最大的是急性中毒乃至死亡。

（二）酗酒与问题饮酒

酗酒是指过度饮酒造成躯体或精神损害，以及带来的不良社会后果，或称为问题饮酒或酒精滥用。酗酒可直接损害健康，是构成死亡的重要原因，同时也会造成严重的社会问题和家庭冲突。

护考链接

酗酒属于 A. 成瘾 B. 精神分裂症 C. 人格障碍 D. 性变态 E. 心境障碍

解析：成瘾包括药物成瘾、酒瘾、烟瘾和网络成瘾。正确答案为A。

（三）网络成瘾

网络成瘾综合征（IAD）是指慢性或周期性的对网络着迷状态，产生不可抗拒的渴望与冲动，上网后欣快，下网后出现戒断反应，出现生理或心理的依赖现象。可分为网络色情成瘾、网络交友成瘾、游戏成瘾。网络成瘾可造成躯体损害和精神损害。躯体损害如睡眠障碍、精神委靡、认知异常，严重导致死亡；精神损害如影响心理健康发展、人际关系弱化、阻碍现实人生追求等。

（四）烟瘾

吸烟和被动吸烟均会对身体造成严重损害。我国每年约有100万人死于吸烟引起的疾病，居世界第一，中国肺癌死亡率为世界第一。

小结

大脑的结构或功能的失调可导致人的变态心理。我国对正常与异常心理的区分主要采用常识性和心理学的区分原则，按内省经验标准、统计学标准、客观检查标准及社会适应标准进行正常和异常心理的判断。常见的人格障碍包括偏执性、分裂样、反社会性、冲动性、强迫性等不同类型。性变态的常见类型包括性指向障碍、性偏好障碍和性身份障碍。成瘾常见的有药物成瘾、酗酒、烟瘾及网络成瘾。护士应掌握心理变态的相关知识，正确识别临床类型，才能做出恰当处理。

自测题

一、名词解释

1. 心理变态 2. 人格障碍 3. 性变态 4. 成瘾

二、填空题

1. 心理异常的判断标准包括________、________、________、________。
2. 性心理障碍可分为__________、__________和________。
3. 性指向障碍包括________、________、________、________。
4. 成瘾包括________、________、________、________。

三、选择题

1. 以过分感情用事或夸张言行以吸引他人注意为特点，其人格障碍的类型为（　　）
   A. 精神分裂样人格障碍
   B. 表演性人格障碍
   C. 强迫性人格障碍
   D. 焦虑性人格障碍
   E. 依赖性人格障碍
2. 固执、猜疑是以下哪种人格障碍的特点（　　）
   A. 偏执性　B. 强迫性
   C. 表演性　D. 反社会性
   E. 依赖性
3. 属于性偏好障碍的性心理障碍是（　　）
   A. 恋物症　B. 恋童症
   C. 异装症　D. 易性症
   E. 恋尸症
4. 指具有强成瘾性并在社会上禁止使用的化学物质是（　　）
   A. 成瘾　B. 精神活性物质
   C. 毒品　D. 依赖
   E. 耐受性

四、简答题

1. 人格障碍的共同特征。
2. 药物成瘾的特点。

（汪永君）

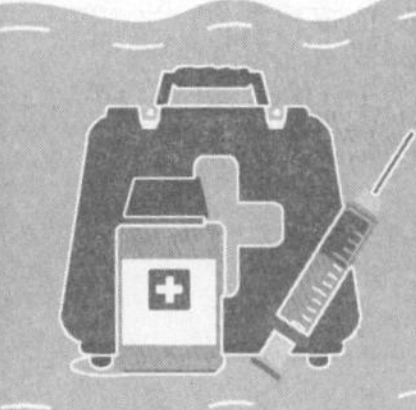

第7章 心理评估

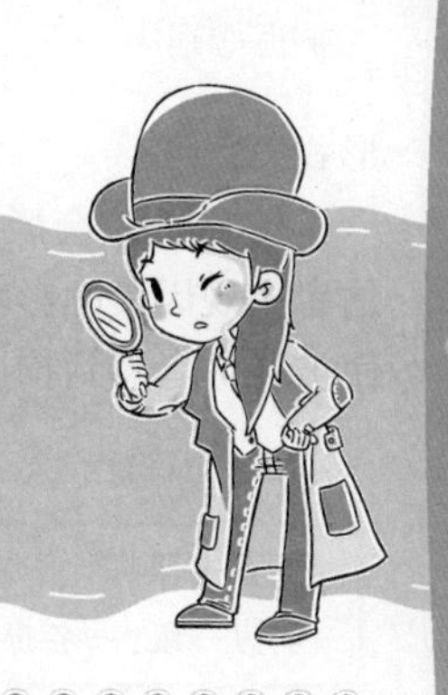

心理故事

神秘的测谎仪

1895年,意大利犯罪学家西萨重·隆布索(Ceu are Lombroso)研制出一种“水力脉搏记录仪”,通过记录脉搏和血压的变化判断嫌疑人是否与此案有关,而且成功侦破了几起案件,由此,他成为世界上第一个尝试利用科学仪器“测谎”的人。应用测谎仪进行测谎作为一项通用科技已被世界上五十多个国家广泛应用于国防、司法、保险、商贸乃至企业招聘雇员等各个领域。

当患者出现各种心理问题时,通过心理评估,可明确心理问题的性质及程度,为制定心理护理计划提供科学依据,实施心理护理后患者的心理问题是否得到解决也需进行心理评估。因此,作为护理人员,必须掌握和了解心理评估的常用方法,为护理工作顺利进行打下良好的基础。

第1节 心理评估概述

一、心理评估的概念

心理评估是指依据心理学的理论和方法,应用多种途径所获得的信息,对个体某一心理特征与行为做出全面、系统和深入的客观评定与估测的过程。

当前,心理评估被广泛地应用于心理学、医学、教育、人力资源、军事和司法等领域。其中作为临床目的所使用时,就被称为临床心理评估。

考点:心理评估的概念

二、心理评估的方法

心理评估的方法有观察法、会谈法、心理测验法、调查法及作品分析法等,常用的有以下三种。

(一) 观察法

观察法是指通过对被评估者的行为表现进行有目的、有计划的观察和记录从而进行心理评估的方法。个体的行为是由其基本心理特征所决定的,在不同的情况下也会有大致相同的反应,通过观察得到的行为和印象可以推测被评估者的人格特征及存在的问题。观察法可分为自然观察法和控制观察法。自然观察法是指在日常生活工作环境下观察被评估者的行为表现,控制观察法是指在标准情境下对被评估者进行观察。

观察的内容为被评估者的外表和行为:言语、表情、动作行为、人际交往风格、兴趣、爱好、对他人和对自己的态度,以及在各种情境下的应对方式(主动或被动,冲动或冷静)等。

观察法的优、缺点:优点是能在完全自然或接近自然的环境下进行,观察到的行为比较真实,较少受掩饰的影响。缺点则是指标不容易定量、标准不易掌握,不同观察者得到的结果变异较大,观察结果有时可能仅仅反映了被评估者的表面特征。

(二) 会谈法

会谈法是指评估者通过与被评估者面对面的,有目的的言语交流来收集资料的一种心理评估方法。会谈法也称“交谈法”、“晤谈法”等,是心理评估中最常用的一种方法。会谈法主要分为两种形式。

1. 结构式会谈　评估者按事先确定的提纲与被评估者进行会谈。其优点是会谈的程序固定，评估者主观因素的影响小，会谈效率高，收集到的资料全，便于统计分析。缺点是会谈形式缺乏灵活性，使被评估者感到拘谨而形成简单问答的局面，可能会忽视一些个性化的问题。

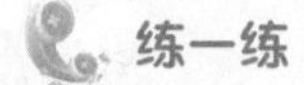

赵女士即将行子宫肌瘤摘除术，自诉非常担心害怕，请每位同学拟定一份与赵女士会谈的提纲，两名同学为一组，一名扮演护士，一名扮演患者，进行结构式会谈练习。

2. 非结构式会谈　会谈双方以自由的方式进行交流。其优点是可以根据评估的目的及被评估者的实际情况采取灵活的方式提问，能获得较为真实的资料。缺点是会谈花费的时间较多，有时会谈内容可能较松散，容易遗漏一些重要的问题或信息等，影响评估效率。

（三）心理测验法

在心理评估中，心理测验占有十分重要的位置，心理测验通过采用标准化材料对个体心理活动的一些特定的方面进行系统评定，且得到的结果可以参照常模来进行比较分析，避免了一些主、客观因素的影响，使评估结果更为客观。

心理测验法的优、缺点：优点是得到的结果具有良好的量化特征，易于比较，大多数心理测验，特别是评定量表操作方法比较简单易行。缺点是心理测验结果往往反映的是被评估者在特定情景下或一段时间内的心理特征和状态；测验结果还会受到测验时被评估者的情绪状态和认知态度的影响，有一定的局限性。

考点：心理评估的常用方法

护考链接

心理评估常用的方法不包括　A. 会谈法　B. 自然观察法　C. 实验法　D. 心理测验法　E. 控制观察法

解析：心理评估常用的方法包含观察法、会谈法、测验法，其中观察法又包含自然观察法及控制观察法。正确答案为 C。

三、心理评估的注意事项

（1）评估者应选用自己熟悉的评估工具，要特别注意所选评估工具的针对性和有效性，充分考虑到被评估者的个体差异。

（2）注意选择实施评估的时机，如评估者与被评估者建立良好信任协调的关系时方可实施评估。

（3）心理评估的实施者和阅读评估报告的人员必须是经过专业培训，掌握一定的心理学和心理测量专业知识，具有综合分析评估结果的能力，这样才能做出符合实际情况的判断。

（4）评估者应尽可能多地收集被评估者主、客观资料，并进行比较全面评定被评估者的心理功能。

（5）心理评估应在临床诊断和治疗等需要时方可进行，要注意防止滥用心理评估。

想一想：为什么心理评估的实施者要与被评估者建立良好的人际关系？

第 2 节　心 理 测 验

一、心理测验的概念

心理测验是指依据一定的心理学原理和技术，对个体的心理现象或行为进行数量化测量，从而确定心理现象在性质和程度上的差异。它是通过观察个体的少数具有代表性的行为，对贯穿于个体全部活动中的心理特征做出推论和数量化分析的一种科学手段。

考点：心理测验的概念

二、心理测验的种类

心理测验的种类很多，依据测验的功能、目的、对象及测验的情境分成不同的类别。

（一）按测验功能分类

1. 智力测验 测量人的一般智力水平。例如，比奈-西蒙智力量表、斯坦福-比奈智力量表、韦氏智力量表等，都是著名的智力测验工具。

2. 能力测验 能力可分为实际能力与潜在能力，实际能力是指个体已有的知识、经验与技能，是学习或训练的结果。潜在能力是指在给予个体一定的学习机会时可能达到的水平。能力测验又可进一步分为普通能力测验与特殊能力测验。前者即通常说的智力测验，后者则用于测量个体在某些方面的特殊才能。

3. 成就测验 主要用于测量个体经过某种正式教育或训练之后对知识和技能掌握的程度。因为所测得的主要是学习成就，又称成就测验。

4. 人格测验 根据人格的理论对一个人的人格进行测量和评估，主要用于测量性格、气质、兴趣、态度、品德、情绪、动机、信念、价值观等方面的个性心理特征。

（二）按测验应用领域分类

1. 教育测验 主要应用于教育机构，如成就测验。

2. 职业测验 主要用于人员选拔和职业指导，如能力测验、成就测验、人格测验。

3. 临床测验 主要用于医疗服务机构。许多能力和人格测验可用于检查智力障碍或精神疾病的诊断、评估。

（三）按测验刺激分类

1. 投射性测验 测验所呈现的刺激没有明确意义，问题模糊，对被试者的反应也没有明确规定。因测验的刺激材料和任务无严谨的结构而称无结构测验。被试者做出反应时，一定要凭自己的想象来加以填补，使之有结构、有意义。投射性测验种类有：洛夏墨迹测验、主题统觉测验（TAT）、自由联想测验和填句测验等。

2. 构造性测验 也称有结构测验。测验所呈现的刺激和被试者的任务是明确的，只需被试者直接理解，无需发挥想象。几乎所有的能力测验（如智力、记忆、特殊才能及成就测验等）都属于有结构测验。

护考链接

被试者根据自己的理解和感受对一些意义不明的图像、墨迹做出回答，借以诱导出被试者的经验、情绪或内心冲突，这种心理测验是 A. 智力测验 B. 投射测验 C. 成就测验 D. 感知测验 E. 人格测验

解析：智力测验、成就测验、感知测验、人格测验所呈现的刺激和被试者的任务都是明确的，只有投射测验所呈现的材料是意义不明的图像、墨迹。正确答案为B。

（四）按测验对象分类

1. 个别测验 每次以一位被试者为测验对象，通常是由一位主试者与一位被试者在面对面的情形下进行。个别测验是临床心理诊断测验中最常用的测验形式。其优点在于主试者对被试者的行为反应有较多的观察或控制；缺点是不能在短时间内收集大量的资料。

2. 团体测验 在同一时间内由一位主试者，必要时可配几名助手，同时对多个个体施测。团体测验用于广泛的心理健康调查，主要优点在于可以在短时间内收集到大量资料，缺点是被试者的行为不易控制，容易产生测量误差。

三、心理测验的条件和注意事项

（一）心理测验的条件

1. 心理测验工具的要求

（1）标准化：指测验方法及结果统计的一致性。例如，测验的指导语、测验方法、评分标准、记分标准、记分方法、测验结果的换算方法和测试的环境要一致。

（2）信度：是指测验结果的可靠性，反映测量结果的一致性、再现性和稳定性。

（3）效度：是指测验结果的有效性，即某种测验是否测查到所有要测查的内容，在何种程度上测查了所要测查的内容。

（4）常模：指用作测查结果比较的标准量数。标准化的测验都要提供一组常模数据，以其作为比较的基准。例如，对某个体测验的结果只有与这一常模群体的标准比较，才能确定该测验结果的实际意义。

护考链接

反映一个测验工具的可靠性是 A. 常模 B. 信度 C. 效度 D. 样本 E. 标准化

解析：常模是指某种心理测验在某一人群中测查结果的标准量数，效度是指测验结果的有效性，样本是研究中实际观测或调查的一部分个体，标准化是指测验要有统一的操作程序及评分标准，信度是反映一个测验工具的可靠性。正确答案为B。

2. 心理测验环境的要求　心理测验应在整洁、安静、舒适、通风及采光良好，温度及湿度适宜的环境中进行。

（二）心理测验的注意事项

1. 测验应由专业人员实施　心理测验应由有心理学及心理评估学等专业知识，经过专门的心理评估技能训练的专业人员实施。

2. 谨慎选择测验工具　在选择心理测验工具时，除了依据测量的目的选择适当的量表外，特别要注意量表常模的适用范围，要选择信度和效度较高的量表。

3. 控制测验实施误差　在实施测量过程中，心理测验人员要严格按照量表使用的操作规则实施，同时还要善于稳定被试者的情绪，使其自始至终、客观准确地应答测验项目。

4. 正确使用心理测验提供的信息　心理测验可以为临床工作提供一些有用的信息，因测验结果所提供的信息都是有限的，因此，不能机械地依赖这些信息，也不能机械地使用测验结果。

5. 与被试者建立协调的人际关系　心理测验需与被试者建立一种良好的、协调的人际关系，才能取得被试者的信任与合作，做出接近于其实际的应答反应，获得比较客观、准确的测验结果。

6. 遵守职业道德　一是对测验内容和测验材料的保密；二是对测验结果的保密，保护被试者的隐私。

（三）心理测验的基本原则

1. 标准化原则　测量要采用公认的标准化的工具，施测方法要严格根据测验指导手册的规定执行，这是提高测验结果的信度和效度的可靠保证。

2. 客观性原则　心理测验的结果只是测出来的数据，因此对结果做出评价时要遵循客观性原则，在做结果评价时要结合被试者的生活经历、家庭情况、社会环境及通过会谈、观察法所获得的各种资料全面考虑。

3. 保密原则　这是心理测验的一条伦理道德标准。关于测验的内容、答案及记分方法只有从事此项工作的有关人员才能掌握，不允许随意扩散，更不允许在出版物上公开发表，否则必然会影响测验结果的真实性。

知识拓展

心理测验工作者的道德准则

中国心理学会于1992年12月公布了《心理测验工作者的道德准则》，要求使用心理测验的人员，有责任遵循下列道德准则：

一、应知道自己承担的重大社会责任，对待测验工作须持有科学、严肃、谨慎、谦虚的态度。

二、应自觉遵守国家的各项法律与法规，遵守《心理测验管理条例（试行）》。

三、在介绍测验的效能与结果时，必须提供真实和准确的信息，避免感情用事、虚假的断言和曲解。

四、应尊重被试者的人格，对测量中获得的个人信息要加以保密，除非对个人或社会可能造成危害的情况，才能告知有关方面。

五、应保证以专业的要求和社会的需要来使用心理测验，不得滥用和单纯追求经济利益。

六、为维护心理测验的有效性，凡规定不宜公开的心理测验内容、器材、评分标准及常模等，均应保密。

第3节 常用心理测验

一、韦氏智力测验

韦氏智力测验（简称WAIS）由美国心理学家韦克斯勒（Wechsler）所编制，是继比奈-西蒙智力量表之后国际上较为流行的一套智力量表。韦氏智力测验共有三套：适用于16岁以上人群的韦氏成人智力量表（WAIS）及其修订本（WAIS-R）；适用于6~16岁学龄儿童的韦氏儿童智力量表（WISC）及其修订本（WISC-R和WISC-Ⅲ）；适用于3~6岁半学龄前儿童的韦氏幼儿智力量表（WPPSI）及其修订本（WPPSIR）。

韦氏智力测验属于个别测验，按测验手册规定将各个分测验的项目逐一进行。分数的评定均按测验手册规定的评分标准计算，一个分测验中的各个项目得分相加，称为该分测验的原始分。原始分按测验手册上的相应量表换算成量表分。语词和操作测验的各个分测验量表分相加，称为语词和操作量表分。所有分测验量表分相加，称为全量表分。根据相应量表，最后换算成言语智商（VIQ）、操作智商（PIQ）和总智商（FIQ）。

中国修订本的韦氏成人智力量表包括11个分量表，即常识、理解、算术、相似、背数、词汇、填图、积木、图片排列、数字符号、图形拼凑。由于韦氏智力测验可以提供所有年龄段的总智商、言语智商和操作智商，因此在对同一被试者的不同年龄进行施测时具有特别的价值。按照智商的高低，智力水平分为若干等级，可作为临床诊断的依据。智力等级分布见表7-1。

表7-1 智力等级分布表

智力等级	IQ范围	人群中的理论分布比率（%）
极超常	≥130	2.2
超常	120~129	6.7
高于平常	110~119	6.1
平常	90~109	50.0
低于平常	80~89	16.1
边界	70~79	6.7
智力缺陷	≤69	2.2

二、艾森克人格问卷

艾森克人格问卷（简称EPQ）是由英国心理学家艾森克（H. J. Eysenck）夫妇编制的，1975年发表了最新修订本。问卷分为成人版和儿童版,成人问卷适用于测验16岁以上的成年个体,儿童问卷适用于测验7~15岁的未成年个体,测验仅需要10~15分钟。我国龚耀先教授修订的成人和儿童版本的测验题均为88项,陈仲庚教授的修订本成人版测验题为85项。EPQ是目前医学、司法、教育和心理咨询等领域应用最为广泛的问卷之一。

艾森克人格问卷的所有题目,要求被试者根据自己的情况以“是”或“否”作答。然后,按E、N、P、L四个量表记分。内外倾性E因素与中枢神经系统的兴奋、抑制强度有关;神经质N因素与自主神经系统的稳定性有关;精神质P因素与某些易发展为行为异常的心理特质有关;L为测谎量表,是后来加入的效度量表,用以测定被试者掩饰、假托或自身隐蔽倾向,或者测定其社会性朴实幼稚的水平。

EPQ的测验结果采用标准T分表示,根据各维度T分的高低来判断被试者的人格倾向和特征。若以E量表得分为横轴,N量表得分为纵轴,便构成了4个象限,通过这4个象限就可以把个体的人格划分为4种主要的类型:外向稳定(多血质)、外向不稳定(胆汁质)、内向稳定(黏液质)、内向不稳定(抑郁质),以及介于两者之间的混合型。

三、明尼苏达多项人格测验

明尼苏达多项人格测验(简称MMPI)是由明尼苏达大学教授哈特卫(S. R. Hathaway)和麦金利(J. C. Mckinley)于20世纪40年代制定的,是迄今应用最广、极具权威的一种纸-笔形式的人格测验。该测验的主要功能既可测查个体的人格特征,又可以判断精神病患者和正常人。MMPI适用于年满16岁,具有小学以上文化水平,没有影响测试结果的生理缺陷的人群。既可个别施测,也可团体测验。

原始的MMPI由556个问题组成,最后定型的MMPI包括566个自我陈述形式的题目,实际为550个,其中16个为重复题目(主要是用于测量被试者反映的一致性及应答的认真程度)。每个问题涉及一种行为或态度或认知内容,其中1~399题是与临床有关的内容,其他的属于一些研究性量表。

MMPI分为14个分量表,其中4个效度量表、10个临床量表。4个效度量表为:疑问量表(Q)、谎言量表(L)、伪装量表(F)、校正量表(K);10个临床量表为:疑病量表(Hs)、抑郁量表(D)、癔病量表(Hy)、精神病态量表(Pd)、性度量表(Mf)、妄想量表(Pa)、精神衰弱量表(Pt)、精神分裂症量表(Sc)、轻躁狂量表(Ma)、社会内向量表(Si)。

各量表的结果采用T分形式,可在MMPI剖析图中标出。按照中国常模的标准,量表T分高于60则提示被试者可能具有病理性异常表现或某种心理偏离现象。但在具体分析时应结合各个量表T分高低进行综合分析评价。

MMPI应用十分广泛,在精神医学主要用于协助临床诊断,在身心医学领域用于多种身心疾病如冠心病、癌症等患者的人格特征研究,在行为医学用于行为障碍的人格特征研究,在心理咨询和心理治疗中也运用其评估来访者的人格特征及心理治疗效果的评价,也用于司法审判、犯罪调查、教育和职业选择等领域。

四、卡特尔16种人格因素测验

卡特尔16种人格因素测验(简称16PF)是美国伊利诺州立大学人格及能力测验研究所卡特尔教授(R. B. Cattell)经过几十年的系统观察和科学实验,以及用因素分析统计法慎重确定和编制而成的一种精确的测验。这一测验能在大约45分钟的时间内测量出被试者16种主要人格特征,具有较高的效度和信度,被广泛应用于人格测评、人才选拔、心理咨询和职业咨询等工作领域。16PF的主要目的是确定和测量正常个体的基本人格特征,并进一步评估某些次级人格因素。我国目前通用的16PF是由刘永和、梅吉瑞于1970年将A、B版本合并后修订的中文本,并有全国常模。

卡特尔16种人格因素为:乐群性(A)、聪慧性(B)、稳定性(C)、支配性(E)、兴奋性(F)、责任性(G)、敢为性(H)、敏感性(I)、怀疑性(L)、幻想性(M)、世故性(N)、忧虑性(O)、开放性(Q1)、独立性(Q2)、自律性(Q3)、紧张性(Q4)。

16PF中的16种人格因素是各自独立的,相互之间的相关度极小,每一种因素的测量都能使被试者某一方面的人格特征有清晰而独特的认识,更能对被试者人格的16种不同因素的组合做出综合性的了解,从而全面评价其整个人格。

16PF结果采用标准分(Z分)。一般认为小于4分为低分(1~3分),大于7分为高分(8~10分),高、低分结果均有相应的人格特征说明。

第4节 常用临床评定量表

情境案例 7-1

患者:刘启贤,现年48岁,因"胃溃疡发作"入院。

护士:张玲玲,某综合医院主管护师。

(场景:某医院消化内科病房,张护士正在巡视病房。)

患者:"张护士,我住院已近半个月,胃基本不痛了,但晚上睡眠不好,白天有些头痛,也没什么食欲,总是感觉精神不佳。"

护士:"请问你是难以入睡,还是早醒?"

患者:"很难入睡而且易醒,会有什么问题吗?"

护士:"要进行心理测验才能确定。"

一、90项症状自评量表

90项症状自评量表(Symptom checklist 90,简称SCL-90),又称症状自评量表(Self-reporting inventory),是世界上最著名的心理健康测试量表之一,它的使用范围很广,在精神科和心理咨询门诊中,用以了解就诊者或者受咨询者心理卫生问题;在综合性医院中,常以该量表了解躯体疾病求助者的精神症状;调查不同群体的心理卫生问题。

该量表由90个项目组成,反映了广泛的精神症状,包括10个因子:躯体化、强迫症状、人际关系敏感、抑郁、焦虑、敌对、恐怖、偏执、精神病性及其他,每一个因子反映出个体某方面的症状情况,通过因子分可了解症状分布特点。

SCL-90的每一个项目采用五级(1~5或者0~4)评分制,每个项目后按"没有、很轻、中度、偏重、严重"设置选项。从1分代表无症状到5分代表症状严重,依次递进。总分即为90个项目的得分总和。按照中国常模标准,总分160分为临床界限,超过160分说明测试人可能存在着某种心理障碍。并且,任一因子得分超过2分为阳性,说明可能存在着该因子所代表的心理障碍。但需要注意的是,阳性只能说明个体可能患有心理疾病,并不是说一定患有心理疾病。要做出心理疾病的诊断,还必须进行面谈并参照相应疾病的诊断标准。

情境案例 7-1 分析

刘先生没有身体不适及环境干扰等影响睡眠的因素而出现睡眠不佳,说明存有不良情绪,焦虑使人难以入睡,抑郁使人容易早醒,食欲不佳及头痛也与不良情绪密切相关。针对刘先生的情况,张护士可使用"90项症状自评量表"对患者进行心理健康状况的评定,掌握患者心理问题的性质、程度,为心理护理提供科学依据。

二、焦虑自评量表

焦虑自评量表(SAS)由美国杜克大学医学院的华裔教授Zung编制(1971年编制),是一种分析来访者主观症状的相当简便的临床工具。适用于具有焦虑症状的成年人,也可用于流行病学调查,具有广泛的应用性。国外研究认为,SAS能够较好地反映有焦虑倾向的精神病求助者的主观感受。而焦虑是心理咨询门诊中较常见的一种情绪障碍,所以近年来SAS是咨询门诊中了解焦虑症状的自评工具。

SAS有20个项目,采用1~4级评分,主要评定症状出现的频度,其标准为:"A"表示没有或很少时间有；"B"表示有时有；"C"表示大部分时间有；"D"表示绝大部分或全部时间都有。20个项目中有15项是用负性词陈述的，按上述1~4顺序评分；其余5项是用正性词陈述的，按4~1顺序反向计分。由被试者按量表说明进行自我评定，依次回答每个条目。

SAS的主要统计指标为总分。将20个项目的各个得分相加，即得总分(原始粗分)；用粗分乘以1.25以后取整数部分，就得到标准分(T分)，或者可以查表做相同的转换。按照中国常摸结果，SAS标准分的分界值为50分，其中50~59分为轻度焦虑，60~69分为中度焦虑，70分以上为重度焦虑。需要注意的是，由于焦虑是神经症的共同症状，因此SAS在各类神经症鉴别中作用不大；关于焦虑症状的临床分级，除参考量表分值外，主要还应根据临床症状，特别是要害症状的程度来划分，量表总分值仅能作为一项参考指标而非绝对标准。

练一练　你有焦虑情绪吗？

请用"焦虑自评量表"进行焦虑自评。

三、抑郁自评量表

抑郁自评量表原型是Zung抑郁量表(1965年编制)。用于衡量抑郁状态的存在、轻重程度及在治疗中的变化。其特点是使用简便，并能相当直观地反映抑郁患者的主观感受。主要适用于具有抑郁症状的成年人，包括门诊及住院患者，也可用于流行病学调查。

此量表极为简单，由20个项目组成，每项问题后有1~4四级评分选择："A"表示没有或很少时间；"B"表示少部分时间；"C"表示相当多的时间；"D"表示绝大部分或全部时间。让被试者根据自己一个星期之内的感觉来回答的。20个题目之中，分别反映出精神病性情感症状(2个项目)、躯体性障碍(8个项目)、精神运动性障碍(2个项目)、抑郁心理障碍(8个项目)方面的症状体验。

将所有项目得分相加，即为原始粗分。按中国常模，将原始粗分乘以1.25后取整数部分，就得到标准分(T)。根据中国常模，SDS标准分的分界值为53分，其中53~62分为轻度抑郁，63~72分为中度抑郁，72分以上为重度抑郁。但需要注意的是，关于抑郁症状的临床分级，除参考量表分值外，主要还应根据临床症状，特别是要害症状的程度来划分，量表总分值仅能作为一项参考指标而非绝对标准。

练一练　你有抑郁情绪吗？

请用"抑郁自评量表"进行抑郁自评。

四、A型行为量表

A型行为类型是美国著名心脏病专家弗里德曼(M. Friedman)和罗森曼(R. H. Roseman)于20世纪50年代首次提出的概念。他们发现许多冠心病患者都表现出共同而典型的行为特点，如雄心勃勃、争强好胜、痴迷于工作，但缺乏耐心，容易产生急躁、敌意情绪，常有时间匆忙感和时间紧迫感等；他们把具有这类行为表现的个体称为"A型行为类型"(TABP)，而相对没有这些特点的行为表现称之为B型行为。

A型行为类型被认为是一种冠心病的易患行为模式。调查研究发现冠心病患者中有较多的人是属于A型行为类型，而且A型行为类型的冠心病患者复发率高，预后效果差。此量表包含60个题目，分为三部分：① TH代表时间匆忙感；②CH代表争强好胜；③L代表掩饰。

小结

心理评估指通过观察、会谈、测验等手段对来访者的心理和行为进行全面、系统和深入分析描述的方法和过程。心理评估的主要方法包括观察法、会谈法和心理测验法。通过心理评估，可以对个体的各种心理活动与行为客观的或量化的指标进行评价；是临床医学诊断和心理健康评估的有效手段。

自测题

一、名词解释

1. 心理评估 2. 心理测验 3. 常模 4. 信度
5. 效度

二、填空题

1. 心理评估的常用方法包括________、________和________。
2. 按功能可将心理测验分为________、________、________、________。
3. 心理测验的原则________、________、________。

三、选择题

1. 智力测验不包括(　　)
   A. 明尼苏达多项人格测验
   B. 比奈智力测验
   C. 韦氏智力测验
   D. 斯坦福-比奈智力测验
   E. 瑞文智力测验
2. 艾森克人格问卷(EPQ)主要用于(　　)
   A. 脑障碍诊断
   B. 正常人格测验
   C. 运动性障碍测验
   D. 神经障碍测验
   E. 妄想人格测验
3. SCL-90症状评定量表评定的时间范围是最近(　　)
   A. 1个月　　B. 1周
   C. 3个月　　D. 2周
   E. 6个月
4. 关于焦虑自测量表(SAS)下列叙述错误的是(　　)
   A. 适用于有焦虑症状的成年人
   B. 分4个等级打分
   C. 有20个项目
   D. 正常分值为60分
   E. 是咨询门诊中了解焦虑症状的自评工具

四、简答题

1. 心理测验的注意事项。
2. 90项症状自评量表(SCL-90)的适用范围。

(秦瑞华)

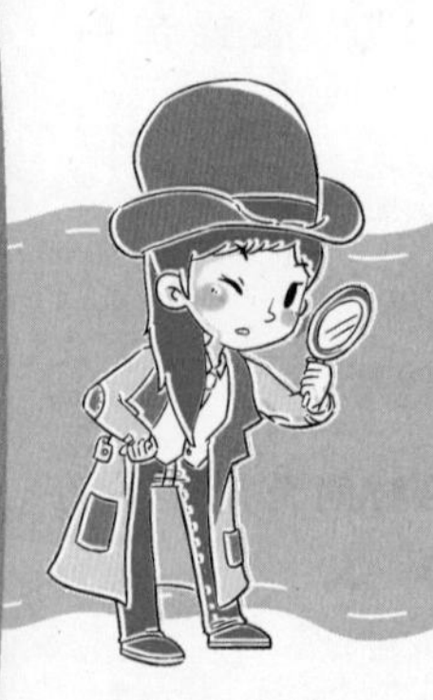

第8章 患者心理

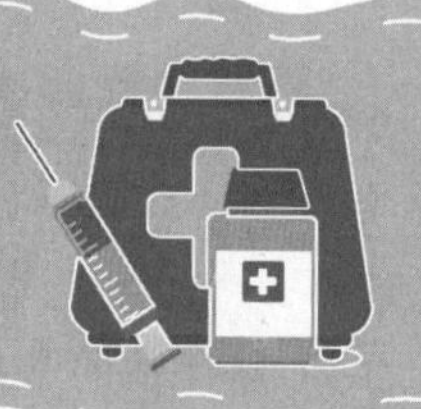

护理工作的对象是人,人不仅是有躯体、器官、组织病变的生物人,而且是有丰富内心世界和复杂心理行为的社会人。疾病不仅给患者带来生理上的变化,同时也影响患者的心理活动。患者的心理反应可以积极或消极地影响疾病的发展。不良的心理反应和异常的情绪将妨碍疾病的医疗护理过程和预后。调节好患者的心理、使患者有一个良好的心态,可以使治疗与护理收到事半功倍的效果。因此,认识和掌握患者心理变化的一些规律是非常重要的。

第1节 患者的心理特征

情境案例 8-1

患者:老王,男性,65岁,因反复上腹痛一个多月入院诊治。

护士:小丽,内科护士。

(场景:某医院内科住院部。)

护士:"王老伯,您住这个病房,医生等一下要检查您的身体,请您在这儿等候。"

王老伯:"知道了。"

一个多小时过去了,没有任何人过来跟王老伯说一句话。他躺在病床上一边等医生来检查一边想:自己的病是怎样的,不知能否治好,想出去给儿子打个电话,但又不敢离开,一副不知所措的样子。

一、患者的心理需要

患者除具有一般人所共有的心理需要外,作为一个受疾病困扰的特殊群体,患者在满足各种需要的重要性和迫切性上有不同于正常人的情况。

(一) 康复的需要

患者的最大愿望莫过于尽快康复,健康成了患者的第一需要。他们十分关注病情的微小变化,稍有不适或病情反复就会出现寝食难安、情绪不稳定、心理压力增大等。患者希望医护人员采取最好的手段、最正确的方法,以最短的时间全力救治他。康复愿望的迫切有时会事与愿违,如有些胃肠手术后患者为重视术后的营养补充而违反了饮食治疗的原则,影响了康复进程。

(二) 安全的需要

安全的需要是患者最基本的需要,但患者的不安全感始终存在,一方面来自患者对疾病的自身感受和担心,另一方面来自医疗机构和医生。医院的环境、条件,医务人员的个性、医疗作风、医患关系等,都可能影响患者安全感的满足。

(三) 归属的需要

患者有伤痛,希望能得到及时的诊治;在需要住院时,希望医院接受其住院;入院以后,进入一个生疏的环境,在由医务人员、病友共同组成的新群体里,又希望能成为这个群体中受欢迎的人,他们渴望能与病友沟通,相互之间关系融洽。

(四) 尊重的需要

尊重需要的满足会令人自信,感觉有价值。患者往往因丧失部分能力,处于被动地位,更增加了自尊的需要和渴望被人尊敬。患者可能通过与医务人员亲切的感情交流而使自己受到重视。有一定社会地位的患者可能会有意无意地透露或表现出自己的社会身份。如果患者感到自己在医务人员心目中没有地位、无足轻重,往往会感到伤感,失去自尊心,从而降低对医务人员的信任和战胜病魔的勇气。如果医务人员给予重视、赞扬、鼓励和尊敬,他们会觉得是对自己的最高奖赏。

(五) 提供诊疗信息的需要

患者寻求医务人员的帮助,最关心的是自己所患疾病的诊断、预后和治疗。及时了解有关信息,有助于减轻患者的担心和焦虑,使其心境平静、积极主动地配合治疗。

(六) 刺激的需要

寻求刺激是人的一种基本特征,患者也不例外。良性刺激对机体健康,尤其是对康复期患者的积极作用是显而易见的。病情严重时,追求新异探索活动等兴趣会减退,但并不消失,只是暂时被压抑,一旦从重病中解脱,即表现出需要刺激感和新鲜感。医院环境相对于社会大环境显得狭小、单调,患者活动空间受限,生活和消遣都不同程度地被限制或干扰。患者对此初期会感到茫然,随之会被厌烦所替代,觉得无事可干,度日如年。

患者的心理需要常以各种方式反映出来,若得不到满足便会产生一些抵触行为,影响治疗和康复。医务工作者在医疗活动中应仔细观察患者的情绪变化和行为反应,了解患者确切的心理需要,根据患者心理特点加以干预。

考点: 患者的心理需要

二、患者的心理变化

患者的心理变化,是指个体针对患者这个角色所产生的一系列心理现象。通常,当个体的躯体发生疾病时,个体对由躯体疾病而引起的各种现象的反应,也常常带有病态倾向。例如,一个平素健康、心境平和、从不担忧的人,一旦进入疾病状态,就会变得精神委靡、心烦意乱、忧心忡忡等。个体因疾病所发生的心理上的此类明显的情绪变化,就是具有典型意义的患者心理活动。常见有以下几种类型。

(一) 择优与多疑

择优心理是人得病后最常见的心理现象。人一旦得病,总希望尽快得到医疗水平高的医生的诊治;需手术治疗和需做复杂检查的患者,更迫切希望高水平的医生和护士的医治和护理,他们祈求医生能妙手回春,把希望寄托在医务工作者身上。患者对周围的事物特别敏感,既想了解有关疾病的信息,又对听到的一些解释抱有怀疑,特别在乎医生、护士及家人的言行。

(二) 焦虑与恐惧

焦虑是一种防御反应,是尚未接触应激源但预感到即将发生的危机或威胁时的情绪反应。患者患病时心理应激引起的矛盾冲突容易导致焦虑、愤怒、恐惧、绝望、罪恶、羞愧、厌恶等不愉快的情绪。患者既可因思虑患病的后果而感到不安与焦虑,也可因恐惧而不敢到医院就诊。

(三) 否认与侥幸

否认是一种消极的心理防御,通常表现为患者否认自己有病,甚至当面对严重疾病时,以反向行为加强否认作用,患者表现得像正常人一样,甚至增加工作和社会活动以显示其“健康”,由于否认作用,患者表现出不愿做体格检查、不配合诊治、不肯住院。疾病初期,当诊断不明确时,患者总对诊断抱有猜疑的态度,要求医生给予他最先进的、最准确的检查,如重新做病理检查、再次做CT等。疾病晚期患者,如癌症、肝硬化合并肝功能衰竭等患者总抱有一线希望,要求继续治疗,若侥幸能治好,就可死里逃生。

知识拓展

患者焦虑的类别

1. 期待性焦虑　即面临即将发生但又未能确定的重大事件的不安反应。常见于未明确诊断、初次住院、等待手术、疗效不显著等情况的患者。

2. 分离性焦虑　患者住院，与他所熟悉的环境或心爱的人分离，便会产生分离感而伴随情绪反应。依赖性较强的儿童和老年人特别容易产生。

3. 阉割性焦虑　即自我完整性受到破坏或威胁时所产生的心理反应。最易产生这类反应的是手术切除某器官或肢体的患者，有的患者即使对抽血、引流等诊疗检查也视为躯体完整性的破坏。

（四）孤独与依赖

患者患病后，由于离开了家庭和单位，担心别人远离自己，怕受到冷落、鄙视，常常产生孤独感，特别希望家人、同事关心自己，此时，患者往往变得被动、顺从和依赖性增强，出现遇事无主、敏感多疑、情绪低落、幼稚低能，希望得到更多的关心、安慰和温暖。

（五）悲观与抑郁

因患病丧失劳动力，或疾病导致形象变化，患者情绪往往变得异常悲观，通常表现为言寡行独、厌恶社交、抑郁苦闷。常常被失望、无援、孤立及凄凉的感情所包围，对事业失去信心，对生活缺乏乐趣。患者希望逃脱他感到不能忍受的生活环境，在绝望中为摆脱身体上、精神上的痛苦，甚至会选择轻生。

（六）自尊与敏感

人的价值和自尊心是紧密联系在一起的。自尊和自强是完整人格的优良品质。人患病后，自我价值感受到损伤，自尊心受到一定的伤害。此时会为一点小事而斤斤计较，变得敏感、情绪不稳、易激动、怨言增多、脾气暴躁，随时发生情绪发泄而变得不可理喻。

情境案例 8-1 分析

患者患病后有各种心理需要。很明显，患者老王安全的需要和提供诊疗信息的需要没有得到满足；患者老王患病后也出现各种心理变化，表现为多疑、焦虑和恐惧。

考点：患者的心理变化

第2节　患者角色

一、患者角色的概念

（一）患者的概念

患者（patient）又称患者，传统的医学模式认为只有生物学病变并有求医行为或处在医疗中的人才称为患者。随着生物-心理-社会医学模式的转变，对健康和疾病的概念也有了全新的认识。患者的概念也有狭义和广义之分。狭义的患者是指患有各种躯体疾病、身心疾病、心理精神障碍的人，无论其是否有求医行为，统称为患者，也包括那些只有“病感”，但在临床上未发现病理改变的人。广义的患者是指接受医疗卫生服务的所有对象，包括完全健康的人，如医疗美容求助者。

（二）患者角色

角色源于戏剧术语，是指在舞台上所扮演的人物。个体在生活中要承担多种社会角色，每一种社会角色都具有一定的特征性，也必须承担相应角色的义务和责任。

1. 患者角色　又称患者身份，是一种特殊的社会角色，是指处于患病状态中同时有寻求医疗要求和医疗行为的社会角色。帕森兹（Parsons）1951 年从社会学的角度，提出了患者角色的四个要素。

（1）患者可从常规的社会角色中解脱出来，减轻或免除原有的责任和义务。患病后，由于精力和活动的限制，患者可以减免平日社会角色所承担的责任，减免的程度视疾病的性质和严重程度而定。

(2) 患者对陷入疾病状态没有责任。患病是超出个体控制能力的一种状态，不是患者所愿意的，患者本身就是疾病的受害者，无需对患病负责。

(3) 负有恢复健康的责任。患病是一种不符合社会需要的状态，也不符合患者的意愿，因此，患者必须有使自己尽快康复的动机和行动。

(4) 负有寻求医疗协助的责任。患病的人不会因为自己有恢复身体健康的意愿，就能达到健康状态，必须依赖周围人的协助，才能使其愿望得以实现，在一定程度上需依赖他人的帮助，包括家庭、社会等；同时，患者必须寻求使自己康复的医学技术的帮助，必须同医务人员合作，尽快恢复健康。

2. 患者角色的特点

(1) 强烈的求助愿望：处于疾病状态中的个体，都希望摆脱疾病的痛苦，力求痊愈。因此，患者会积极寻求他人的帮助。

(2) 合作意愿增强：患者都渴望尽快康复，所以都会积极接受诊断、治疗和护理，积极主动与医务人员合作，争取早日痊愈。

(3) 社会角色退化：患病后，患者可以从原来承担的社会与家庭责任、权利和义务被酌情免除，获得休息或接受医疗帮助。

(4) 自控能力下降：个体患病后自我调节能力、适应能力、控制能力均会下降，需要得到照顾。

3. 患者角色的权利和义务　我国学者对其的概括如下。

患者角色的权利：①享受医疗服务的权利；②享有被尊重、被了解的权利；③享有对疾病诊治的知情同意权；④享有保守个人秘密的权利；⑤享有监督自己医疗权利实现的权利；⑥享有免除病前社会责任的权利。

患者角色的义务：①及时就医，争取早日康复；②寻求有效的医疗帮助，遵守医嘱；③遵守医疗服务部门的各项规章制度，支付医疗费用，病愈后及时出院；④患者要和医护人员合作，配合诊治及护理工作。

想一想：如何帮助患者维护正当的权利和履行其应尽的义务？

二、患者角色的变化

人的一生都有进入患者角色的可能。患者原来的社会角色与患者角色越接近，就越容易接受患者的角色，称为角色适应。反之，患者原来的社会角色与患者角色差别越大，越容易产生角色适应不良。患者角色适应是指患者与患者角色的期望基本吻合。主要表现为患病后承认自己已经患病，积极接受治疗，主动采取各种措施促进健康恢复，病情好转后能及时地从患者角色转换到正常的社会角色。

但在现实生活中，并非每个患者都按患者角色行事，他们可能表现为由以往的社会角色进入患者角色时发生困难，或者在康复时由患者角色转变为健康人角色发生困难，这就是角色适应不良，常见的表现类型如下。

1. 角色缺失　是指患者未能进入患者角色。虽然医生已做出疾病的诊断，但患者不愿承认自己是患者，拒绝承担患者角色。原因可能是由于承认患病就意味着社会功能下降，会影响到求学、就业及婚姻等个人切身利益；也可能是患者采用了“否认”的心理防御机制来减轻心理压力。

2. 角色冲突　是指患者角色与病前个体承担的各种社会角色所发生的心理冲突。患者常表现为焦虑、愤怒、紧张烦恼、迷茫，甚至悲伤。冲突的程度随患病种类及病情轻重而不同。这种情况多见于事业心、责任心较强的患者。

3. 角色强化　是指患者在康复过程中，由患者角色向正常社会角色转化的过程中发生阻碍，患者沉浸于患者角色，其行为与躯体症状不相符合，过分地对自我能力表示怀疑，表现出行为退缩、依赖。原因可能是由于患者采用了退化的心理防御机制来应对现实生活；也可能是患者角色满足了患者的某些心理需要,致使患者角色强化。

4. 角色消退　是指进入患者角色后,由于某种原因导致患者又重新承担起本应免除的社会角色责任,放弃了患者角色应承担的义务和责任,此时患者的病情并未痊愈,因此会致患者的病情出现反复。

5. 角色异常　是患者角色适应不良中较为特殊的类型。指患者无法承受患病或不治之症带给自己的压力,对患者角色感到厌倦、苦恼、悲观、冷漠,甚至绝望,因此导致行为异常,拒绝治疗,攻击医护人员,甚至用自杀来解脱自己的痛苦。多见于慢性病长期住院的患者。

6. 角色恐惧　是指患者缺乏对疾病正确的认识和态度,而表现为对疾病的过度担忧、恐惧等消极情绪,以致对疾病的后果夸大其词,缺乏治疗信心,甚至悲观失望。因此,患者往往四处求医、滥用药物。如果疗效不好,还可能拒绝继续治疗。

7. 角色隐瞒　是指由于某种原因不能或不愿承担患者的角色,因而隐瞒疾病真相。如从事服务行业的乙肝患者,害怕不被老板雇佣而隐瞒病情。

8. 角色假冒　是指为获得某些利益或逃避某种社会责任与义务而诈病,假冒患者角色,其实,"患者"本身并没有疾病。

考点:患者角色适应不良的类型

三、求医行为

个体在恢复健康和治愈疾病过程中,会产生一系列与医疗相关的行为。其中,求医行为是患者参与诊治过程中最主要的。

(一) 求医行为的概念

求医行为是指人意识到自己处于病态时或产生病感时寻求医疗帮助的行为。

(二) 求医行为的类型

求医行为是人类进行预防疾病、治疗疾病和保持身体健康的重要行为。求医行为可分为主动求医行为、被动求医行为和强制性求医行为三种类型。

1. 主动求医行为　是指人们为治疗疾病、维护健康而主动寻求医疗帮助的行为,是大多数患者的求医行为。也可见于那些对自身健康特别关注的人,或疑病症者,或药物依赖者。

2. 被动求医行为　是指患者无法和无能力做出求医决定和实施求医行为,而由第三者代为求医的行为,如婴幼儿、休克或昏迷者、身体垂危者等。

3. 强制求医行为　是指公共卫生医疗机构或患者的监护人为维护社会人群和患者本人的健康和安全而给予强制性治疗的行为。主要对象是有严重危害公众安全的传染性疾病患者、精神疾病患者和对毒品严重依赖的人。

考点:求医行为的类型

(三) 求医行为的影响因素

1. 年龄　婴幼儿和儿童是社会中处于被保护的角色、患病率较高、求医行为相对较多。青壮年抗病能力较强、患病率较低、求医行为相对较少。老年人抗病能力较差、患病率较高、求医行为相应增加。

2. 对疾病的认知　是指患者对疾病本身性质和严重程度等方面的认知。如感冒是生活中最常患的疾病,但由于疾病本身的严重性和危险性相对较小,人们往往不是十分重视,也往往不求医。反之,如果对蛇、狗等动物咬伤后,人们认为对生命威胁性较大,人们往往会十分重视,也会积极主动求医。

3. 人格因素　独立性较强的个体求医行为相对较少;依赖性较强的个体求医行为相对较多。

4. 文化水平　具有较高水平的人,能深刻认识到疾病的危险性,求医行为相对较多。文化水平较低、缺乏对疾病后果足够认识的人,求医行为相对较少。

5. 经济条件　经济条件好、社会地位高的人,更关心自己的身体健康,求医行为更积极主动。经济条件差、社会地位低的人，常常忽视自身的健康，或是被动求医，或短期求医。

6. 医疗条件和就医环境　具有公费医疗、医疗保险的人，以及具有相对较好的医疗水平及设施和较为便利的交通等条件，都是激发积极求医行为的条件。

第3节　护患关系

一、护患关系的概念

人际关系就是在社会交往过程中形成的、建立在个人情感基础上的人与人之间相互吸引与排斥的关系。反映人与人之间在心理上的亲疏远近，在临床医疗实践中，存在着大量的人际交往，表现为多种多样的人际关系，如医生与患者、护士与患者、医生与护士、医生之间、护士之间、患者之间等都存在着相互关系，其中护理人员与患者之间相互联系、相互影响的交往过程就是护患关系，是一种特殊的人际关系。

护患关系的实质是护理人员以自己的专业和技能帮助患者摆脱病痛、预防疾病、保持健康的过程，以帮助患者和维护患者健康为目的。

护考链接

护患关系的实质是　A. 满足患者需要　B. 促进患者的配合　C. 规范患者的遵医行为　D. 强化患者自我护理能力　E. 帮助患者熟悉医院规章制度

解析：护理人员与患者之间相互联系、相互影响的交往过程就是护患关系，是医护人员以自己的专业和技能帮助患者摆脱病痛、预防疾病、保持健康的过程，它的实质就是满足患者的需要。正确答案为A。

二、护患关系的模式

根据护患双方在共同建立及发展护患关系过程中所发挥的作用及各自所具有的心理方位、主动性及感受等不同，可以将护患关系分为以下三种基本模式。

（一）主动-被动模式

这是一种古老模式，主要表现为护士具有绝对的权威，处于主动、支配地位，患者则完全听从护士的安排和处置，居于被动地位。这是以生物医学模式及疾病的医疗为主导思想的医患关系模式。

在现代临床医疗中对于痴呆、婴幼儿及昏迷、全麻、休克和急诊抢救等患者，仍适用这种模式。其特点是“为患者做什么”。

（二）指导-合作模式

此种模式特点是患者主动接受护士指导并乐意合作。在此，护士虽然仍处于权威的指导地位，能从患者健康出发提出决定性的指导意见，但患者有自己的意志，可以向护士提供有关自己疾病的信息，同时也可以对护士的护理方案提出意见。

这种模式主要存在于急性病患者的护理过程中。因为此类患者神志清楚，但病情重、病程短，对疾病的治疗和护理了解少，需要依靠护士的指导。其特点是“告诉患者做什么”。

（三）参与-协商模式

这是一种双向性的、以生物-心理-社会医学模式及健康为中心的医患模式。其特征为“护士帮助和指导患者实施护理”，护患双方的关系建立在平等地位上。在这种模式中护患双方是平等的，互相尊重，互相学习，互相协商，对护理目标、方法及结果都较为满意。

这种模式主要存在于慢性疾病的护理过程中。患者不仅清醒，而且对疾病的护理比较了解，正所谓“久病成医”。护士要以患者的整体健康为中心，尊重患者的自主权，给予患者充分的选择权，帮助患者树立战胜疾病的信心。

考点:护患关系的模式

三、护患沟通的技巧

良好的护患关系是医疗护理活动顺利进行的必要基础。医生能否采集到确切的病史资料,进行复杂检查时患者能否充分配合;护士能否得到患者有效的配合,按要求落实各项护理措施,都与护患关系有着密切的联系。所以学会和患者沟通,积极建立良好的护患关系,是医务人员顺利开展工作的必要技能。

情境案例 8-1 护患对话

患者:"护士,我得的是什么病,严重吗?"

护士:"王伯伯,请您先躺在床上休息,等一会儿医生会来给您做检查,待检查完后医生会告诉您病情的,请您不用紧张,有什么事需要我们医护人员来帮您时,请您像这样按一按这个呼叫器(护士边讲边示范动作),医护人员就会很快来看您的。"

患者:"哦!我还想问……"

护士:"嗯,您说……"(护士和王伯伯交流目光,并稍稍点头,表示自己在倾听)

患者:"是这样,我爱人她是因患胃癌去世的,我真害怕自己也是患这个病。"

护士:"有胃痛不一定就是这个病,其他一些小病也会引起胃痛的,最好不要乱猜测,以免自己精神紧张对身体不好。"(护士此时轻轻拍拍王伯的肩膀)

患者:"嗯,对!对!好的,谢谢!"

(一)护患沟通的方式

护患间的沟通,是护理人员与患者之间的信息交流过程。沟通具有交流信息、传递情感和建立关系等功能,是一切人际关系的前提和基础。欲建立良好的护患关系,就必须进行护患沟通,通过沟通达到护患之间心理上相互认同、默契、缩小医患之间的心理距离。沟通的方式有两种:言语沟通和非言语沟通。

言语沟通是指借助语言实现的沟通,是信息交流的重要形式。言语可分为口头言语与书面言语。口头言语交谈,是护患交流思想和感情的主要方式。它可以清楚、迅速、直接传达信息,表达情感。书面言语有时也被采用,如同聋哑患者间的沟通;医院里的导诊牌、入院须知等。

护考链接

言语沟通的主要媒介是 A. 表情 B. 眼神 C. 文字 D. 手势 E. 姿势

解析:言语沟通是指借助语言实现的沟通,分为口头言语与书面言语,都需要文字为媒介。正确答案为C。

非言语沟通又称体势语言,是指借助面部表情、身体姿势、眼神、手势和说话时的声调等实现沟通。非言语沟通可分为三类:①动态无声的,包括手势、面部表情、目光接触及身体姿势等,如点头、摇头、耸肩、微笑、皱眉及各种手势、抚摸和拥抱等;②静态无声的,如容貌、体格,坐、站、蹲姿,仪表,相互间的空间距离等;③副言语,指说话时的语调、音量、语速、节奏和言语流畅等。

(二)沟通技巧

1. 言语沟通的技巧 了解病情,进行护理和治疗等护患沟通时,都离不开会谈。会谈成败与否,很大程度上取决于会谈的技巧。为此必须掌握会谈的技巧。

(1)重视语言在沟通中的重要作用:医务人员的语言直接关系到患者的生命与健康。因此,会谈中医务人员要使用简明通俗、条理清楚的语言,避免使用专业术语;要多说有利于恢复健康的话,传递有利于恢复健康的信息。通过与患者的诚恳交谈,帮助患者正确认识和对待自己的疾病,使其得到精神上的鼓励。

(2)善于引导患者讲话:医务人员要善于鼓励患者讲述自己的病情和感受,善于引导患者讲话的方向，使会谈自然流畅地导向目标。

(3) 听比说更重要：会谈技术包括听和说两个方面，善于听要比说更重要。当会谈进入正题后，就需要医务人员的专心倾听。使患者意识到医务人员在耐心地、有兴趣地、很注意地听他讲述自己的病痛和苦闷，本身就是对他的安慰和鼓励，也有利于融洽护患关系和全面了解与病情有关的内容。因为只有诚恳地去听，才能取得患者的好感，患者才愿意讲述自己生活中的重要事件，医务人员才能全面地掌握患者的情况，进而对症治疗和护理。

(4) 重视信息反馈：医务人员在和患者谈话时，应给予适当的信息反馈：如不时地与患者交换眼色、点头，回答"嗯"、"对"、"请继续说下去"等语言。患者谈话时，长时间没有反馈，患者就会认为医务人员根本没有认真听，那么交谈就会很难进行下去。

(5) 恰当提问：提问存在于交谈的全过程，提问是否妥当，关系甚大，提问的好，可增进交流促进关系；不好则伤害关系，破坏交流。提问时应注意以下几个问题：一是提问不宜过多过频；二是恰当地使用开放式和封闭式提问；三是不用质问和责备的词语和口气提问。

(6) 察言观色：在会谈中，医务人员不但要"听"、"问"，还要"想"，思考护理效果好坏的原因。

(7) 处理好谈话中的沉默：在交谈中，有时患者会出现突然中断叙述的情况。沉默有很多含义：一是患者故意停止叙述，二是患者思维中断，三是患者有难言之隐，四是谈话的自然延续，在谈话过程中，患者说到伤心处或者某一话题刚结束时，就会出现沉默。因此，医务人员应视不同的情形，采取不同的应变措施，使谈话能继续进行。

(8) 保密：一是对患者的隐私、隐情保密。二是对不应该告知患者的病情及诊治措施保密，以免引起患者的不良心理反应。

2. 非言语沟通技巧　会谈的效果是由言语内容和非言语行为交互作用而达成的。许多时候，非言语行为所表达的内容、情感比言语更多、更准确。因此，医务人员应注意沟通中的非言语行为的作用，准确地领悟和把握其所传达的信息，从而达到真正的了解和沟通。在沟通中，一是利用声音提示沟通，二是利用目光进行沟通，三是通过面部表情表示沟通，四是借助体语促进沟通。

考点：非言语沟通技巧

总之，在护患沟通中，我们要学会利用各种沟通技巧，建立融洽和谐的护患关系，保证各项医疗和护理活动的顺利进行，不断提高医疗护理质量。

练一练

两位同学为一组，互相扮演护士和患者，练习如何与新入院的患者进行沟通。

小结

患者的心理需要不同于正常人的心理需要，有其独有的规律，患者在安全的需要、自尊的需要上更强烈，更希望被医生接纳和重视，以便于获得更多的信息，了解自己的病情。患者得病后会产生一系列心理变化，这些变化会影响着患者疾病的发展和转归。患者由于得病而发生角色转变，往往会出现角色适应不良现象。护患关系具有三种模式；主动-被动模式、指导-合作模式、协商-参与模式。护患关系的好坏，直接影响到诊疗和护理过程的正常进行。加强护患沟通，掌握沟通技巧，创造融洽和谐的护患关系，是优秀护理工作者的基本能力。

自测题

一、名词解释

护患关系

二、填空题

1. 患者的心理变化有________、________、________、________、________、________。

2. 医患关系模式有________、________、________。

3. 医患沟通的方式有________、________。

三、选择题

1. 医生诊断有病，但本人否认有病，属于(　　)

A. 角色行为冲突　　B. 角色行为异常

C. 角色行为减退　　D. 角色行为缺失
E. 角色行为不变

2. 患者抑郁、厌世、以致自杀，属于(　　)
A. 角色行为强化　　B. 角色行为异常
C. 角色行为冲突　　D. 角色行为减退
E. 角色行为不变

3. 对同一个患者而言，其医患关系的模式(　　)
A. 永保不变　　B. 随时在变
C. 以年龄变化改变　　D. 以病情变化改变
E. 可变可不变

4. 需努力调动患者积极性的医患关系为(　　)
A. 主动-被动型　　B. 指导-合作型
C. 共同-参与型　　D. 被动-被动型
E. 主动-主动型

5. 不正确的倾听技巧是(　　)
A. 注意力集中，认真听讲
B. 适当保持眼神的接触
C. 双方的距离以能看清对方的表情为宜
D. 使患者处于仰视位
E. 给患者以适当的反馈信息

6. 在护患交谈过程中，如果护士希望得到更多的、更真实的患者信息，可采用的最佳技巧是(　　)
A. 阐述　　B. 核实
C. 重述　　D. 提问
E. 沉默

7. 下列哪项不属于非语言交流(　　)
A. 倾听　　B. 面部表情
C. 倾诉　　D. 专业性皮肤接触
E. 沉默

四、简答题

1. 患者的心理需要有哪些？
2. 患者角色适应不良的类型。

(江　群)

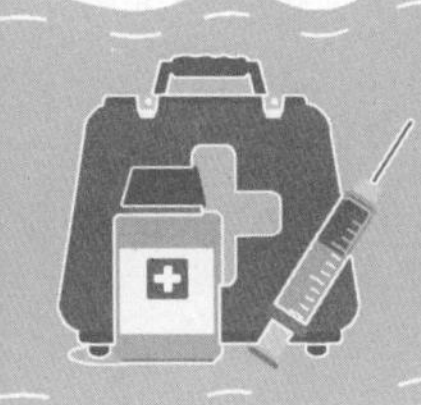

第 9 章 心理护理概论

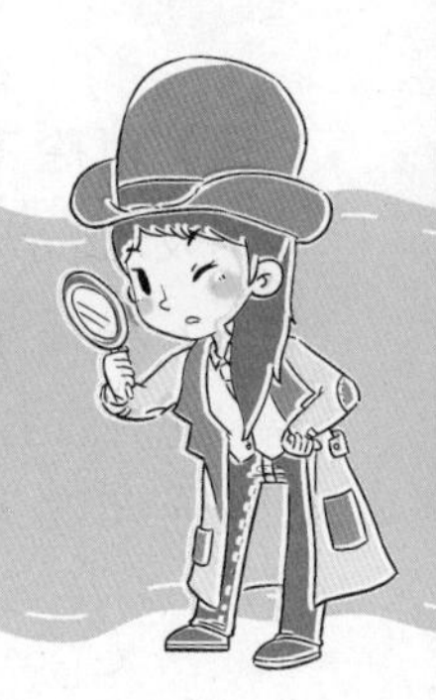

随着现代医学模式的转变和整体护理观的确立，心理护理已成为整体护理的核心内容之一。在临床护理工作中掌握患者心理活动规律，满足患者的心理需要，有效实施心理护理，是护士临床护理工作重要的组成部分。

第 1 节　心理护理概述

一、心理护理的概念

情境案例 9-1

患者：王颖，女性，30 岁。因宫外孕需马上手术。
护士：小玲，手术室护士。
（场景：手术室外，护士接手术患者。）
护士："王颖你好，手术前的各项准备工作已做好，我推你进手术室吧。"
患者："护士，做手术是不是会很痛啊？"
护士："用了麻药后不会感觉痛的。"
患者："我还是很害怕。"
护士："放心吧，我会一直陪伴在你身边的。"

心理护理是指在护理工作过程中，护理人员在良好的人际关系基础上，通过各种技巧和途径，积极地影响和改变护理对象不健康的心理状态和行为，满足患者的各种需要，使患者保持乐观积极的心态，促进健康，提高患者生存质量的一种护理方法。

考点：心理护理的概念

二、心理护理的目的

临床心理护理，主要以"提高患者生存质量"为核心目标，以"满足患者的各种需要"为主要内容。心理护理的最终目标是最大限度满足患者生命过程的各种需要，提高生存质量。人在患病后，由于社会角色的转变，患者会产生特有的心理需求和反应。护理人员通过各种言语和非言语方式影响患者，促进患者的康复或病情的好转，良好的心理护理可以帮助患者达到以下目的。

（一）提供良好的护理环境

护理中的"环境"，一般是指一切可能影响患者心理的外在条件，通常包括物理环境与社会环境。通过心理护理，可以为患者提供适宜的心理与物质环境，创造一个有利于患者康复的心理氛围，为躯体的治疗、康复创造有利的条件。

（二）满足患者的合理需要

了解和分析患者的不同需要，采取措施满足患者的合理需要和信息，解除患者对疾病的紧张、焦虑、悲观、抑郁的情绪，调动其主观能动性，树立战胜疾病的信心。

（三）消除不良的情绪反应

及时发现患者的消极情绪，及早采取多种措施消除不良情绪对患者的不利影响。

（四）提高患者的适应能力

调动患者的主观能动性，提供疾病信息，提高患者对疾病的适应能力。建立新的人际关系，特别是医患关系、护患关系及患者之间的关系，帮助患者适应新的社会角色和生活环境。

考点：心理护理的目的

三、心理护理的注意事项

（一）遵循伦理学三原则

护理人员在对患者进行心理护理过程中要做到“无损患者身心健康，不违背患者主观意愿，不泄露患者个人隐私”。注意避免因语言暗示、解释含糊、指导失误等造成医源性心理问题，不议论患者的缺陷、不良预后和家事，对患者的谈话内容应保密。这样才能赢得患者的信任，换取患者的友好合作。

（二）有效沟通

在言语沟通方面，应注重语言修养，如文明性用语、安慰性用语、治疗性用语、规范性用语等；在非言语沟通方面，应善用面部表情、目光接触、健美体态、恰当手势、人际距离、触摸等，促进患者的适宜身心状态；对非正式的谈话内容，不可表露厌烦、否定的对立情感，对患者的许诺要兑现，对于办不到的事应耐心解释，不可敷衍、做出不切实际的承诺。为患者进行任何治疗与护理均应告诉患者治疗与护理的理由及注意事项，以取得患者的合作。

（三）在护理过程中适时渗透心理护理

护士在护理过程中应适时渗透心理护理，通过适当的心理护理消除患者的消极情绪，使患者积极配合护理工作。

情境案例 9-1 分析

手术无论大小，都会使人产生较强烈的生理与心理应激反应。如果能及时对患者进行相关的心理护理，多用一分钟去给患者更亲切的安慰、更有力的支持，可以让他们更有信心的面对手术，更主动的配合护理工作。在发现患者存在惧怕手术的心理后，护士立即做出“一直陪伴”的保证，及时进行支持性心理护理，顺利安抚患者进入手术室。

第 2 节　心理护理程序

情境案例 9-2

患者：老张，因糖尿病在内科住院。

护士：小萍，某中职校实习护士。

一天早上，小萍刚上班，就听到有人喊：“10 床患者跳楼自杀了”。护士小萍看到大楼下直挺挺躺着的患者，旁边是他早已泣不成声的母亲。老人拉着小萍的手说：“我就上了一会儿厕所，人怎么就没了呢？他走了，我可怎么活呀！”

看着这凄凉的场景，小萍陪着落泪，心灵深处不停地自责：“今天上午我看到这位患者在病房拿着一封信在发呆，如果我警觉，当时能及时地询问一下，花点时间给患者一些心理支持，也许悲剧就不会发生……”

心理护理是按照护理程序对患者的心理反应进行有目的、有计划、有评价的系统护理活动，是综合的、动态的具有决策及反馈功能的过程。心理护理需按照科学的程序进行，我国的护理心理学专家创设了较系统、操作性较强的临床心理护理模式，即由八个环节衔接的心理护理实施程序，见图 9-1。

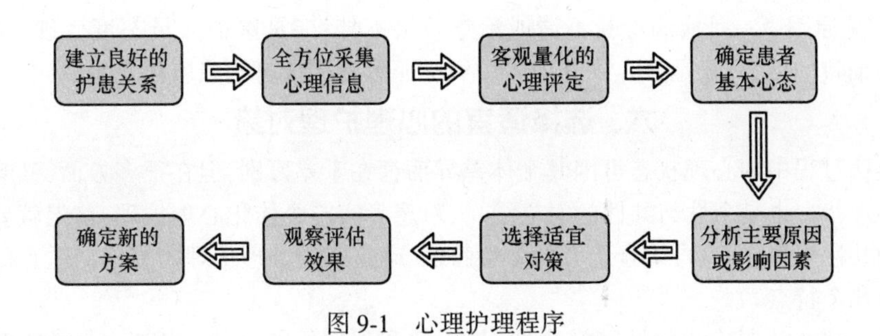

图 9-1　心理护理程序

一、建立良好的护患关系

良好的护患关系是心理护理的基石，是心理护理成败的关键，如何与患者建立良好关系呢？一是要主动与患者建立融洽的护患关系，切实做到不损害患者的身心健康，不违背患者的主观意愿，不泄露患者的个人隐私；二是交谈时要注意合适的环境、和谐的气氛，使患者感到亲切，愿意诉说自己的痛苦和困难；三是护士要注意仪表，并以和蔼、诚恳的态度心平气和地跟患者进行交谈，在交谈中给患者以鼓励，让他能继续叙述，同时要注意观察患者的非语言行为，对沉默寡言者应多启发，对兴奋多言者不能厌烦，要善于引导。

二、全方位采集心理信息

护理人员通过与患者交谈、观察和心理测量等方法，有目的、有计划、有系统地收集患者的心理信息资料，了解患者的个性特征、生活方式等，特别是与所患疾病密切相关的一些心理社会因素，在此基础上找出患者现存的或潜在的心理问题。

三、客观量化的心理评定

要对各种患者的心理状态实施准确评估，需酌情选用不同的测定方法和心理测评工具，才能客观准确地分析出患者心理问题的性质、程度和主要原因，从而采取有效的心理护理对策。根据患者心理问题的特点，可分别选用人格量表、症状自评量表、焦虑量表、抑郁量表等测评工具。

想一想：患者，女性，62 岁，因“肠癌出现腹腔广泛转移”而入院。患者整天唉声叹气，很少说话，面无表情，请问应用什么量表对患者进行心理评定？

四、确定患者基本心态

确定患者基本心理状态，就像对患者的临床病症进行确诊一样，越具体、越清晰，越有利于护士对患者基本心理的掌握。如严重焦虑的含义比较含糊、笼统，会使护士对它的理解产生差异性。但是量化的焦虑值评定，能帮助护士比较准确地掌握患者焦虑情绪状态的严重程度，采取相应的对策。另外，对患者的焦虑值进行再次量化评定的结果，可作为心理护理实施效果的评价依据。

五、分析心理问题的主要原因或影响因素

在临床上，患有同类疾病且生活背景基本相似的患者，可因其自身个性的差异，而导致心理状态的性质、程度等方面的不同，在选择心理护理干预对策前，必须对导致患者消极心态的基本原因和主要影响因素做分析。根据心理学理论，临床上一般患者的心理问题形成原因如下。

1. 焦虑常见原因　影响焦虑的因素主要与三种基本心理状态有关，即无助感、隔离感与不安全感。诱发焦虑行为的刺激可能是一个，也有可能是几个。

2. 恐惧常见原因　恐惧的原因有以下两个方面：①病理生理方面，是由于躯体部分残缺或功能丧失，如伤残、突发急危重症性疾病，疾病晚期等均可引起恐惧；②情境方面，由于对住院、各种检查、治疗、麻醉、手术、疼痛等的恐惧，对陌生人及环境、失去亲人及缺乏知识感到恐惧等。

3. 悲伤常见原因　主要与丧失亲人或重要事物（包括身体的器官、自尊、健康、理想等）有关。

4. 愤怒常见原因　一是疾病诊断不清或治疗效果不佳；二是医护人员态度生硬，对患者提及的问题没有耐心细致的回答；三是家人或其他陪护人员照顾不周或打扰患者休息等。

六、选择适宜的心理护理对策

患者在疾病过程中的心理状态可因其个体差异而存在千差万别，但在很多方面，又有共性规律可循。患者的心理状态也是个性与共性的对立统一，对患者实施个体化心理护理，首先就要考虑的是患者心理状态的共性规律，然后再结合患者的个性特征，确定实施心理护理的措施。适宜的心理护理对策应具备以下几个特点。

1. 身心统一性　人具有生物性和社会性，是心理和生理的统一体。因此，心理护理与生理护理是相互依存、相互影响的，两者都是整体护理不可缺少的重要组成部分。因此，要做好心理护理，必须树立身心统一的整体观。

2. 个体性　心理护理强调的是个体性特点，要求护理人员必须根据每位患者的不同心理需求，采用有针对性的心理护理措施。另外，患者的心理活动还会伴随着环境条件的变化而变化，这一点在提供护理服务时也要注意。

3. 前瞻性　心理护理应该能有预见性地发现患者可能会出现的心理问题，并对不同情境下可能出现的心理问题及其发展变化做出预测，尽早采取防范干预措施。

情境案例 9-2 分析

作为临床一线护理人员，平时要注意多巡视病房，观察患者的情绪变化及行为，及时发现患者的心理问题并实施心理护理，护士的小小疏忽都可能导致不可挽回的后果。

七、观察评估心理护理效果

针对患者实际情况选择适宜的心理护理对策后，我们还要重新评估患者的心理状况以明确心理护理的效果。心理护理效果的评价包括患者的主观体验和患者身心康复的客观指标。

八、确定新的心理护理方案

护士需在心理护理效果评定的基础上，分析未实现预期结果的原因，并对前阶段心理护理的实施做出小结，确定新的心理护理方案。未实现预期结果的原因有：①预期结果不切实际，标准过高；②护理措施不当；③病情迅速恶化；④护患关系不协调，患者不合作；⑤医护协作不好；⑥护理资源不足。

对患者实施心理护理不可能是一劳永逸的，心理护理的过程是一个动态的过程。患者的心理活动总是受到其疾病过程中各种因素的影响，而且与其所患疾病的严重程度不成正比。因此，心理护理的程序是相对的，步骤是灵活的，过程也是循环往复的，心理护理的理论也需在临床实践中不断地发展和完善。

情境案例 9-1 护患对话

患者：“能让我丈夫进手术室陪我吗？”

护士：“手术过程是要严格保持无菌的，太多的人进手术室会破坏无菌环境。不让家属进手术室陪同是为了降低手术风险。虽然你丈夫不能进手术室，但我相信他会一直在手术室门口等候着你的。”

丈夫：“护士说的对，我会在这里一直等你出来的，快进去吧。”

患者：“好吧，张护士，你要一直陪着我啊。”

护士：“放心吧，我会一直在的。”

小结

心理护理是整体护理的重要组成部分，其目的是为患者提供良好的护理环境、满足患者的合理需要、消除不良的情绪反应、提高患者的适应能力。目前，我国推行的护理程序包括：建立良好的护患关系、全方位采集心理信息、客观量化的心理评定、确定患者基本心态、分析主要原因或影响因素、选择适宜对策、观察评估效果、确定新的方案。

自 测 题

一、名词解释

心理护理

二、填空题

1. 心理护理的目标________、________、________、________。

2. 心理护理的程序________、________、________、________、________、________、________

三、选择题

1. 护士提出心理护理诊断时应该(　　)

A. 按轻重缓急排序　B. 按从轻到重排序

C. 按检查结果排序　D. 按相关因素排序

E. 按病史排序

2. 实施心理护理的关键是(　　)

A. 护士倾听时的耐心

B. 护士的同情心

C. 调动护理对象积极心理因素

D. 护士的关心与保证

E. 给予药物治疗

3. 护士与肺炎患者第一次交谈不成功,没有达到心理护理目标,反思其主要原因,可能是该护士在谈话过程中(　　)

A. 自我介绍面带微笑

B. 交谈时用手捂嘴

C. 谈话在病室进行

D. 运用安慰鼓励语言

E. 衣着整洁

四、简答题

1. 心理护理的注意事项有哪些?

2. 适宜的心理护理对策应具备哪几个特点?

（李　新）

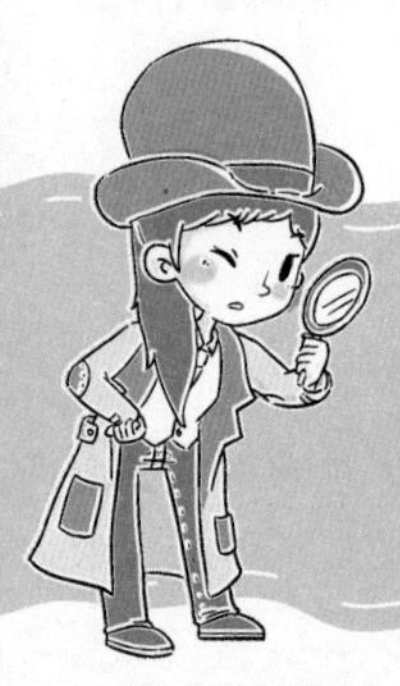

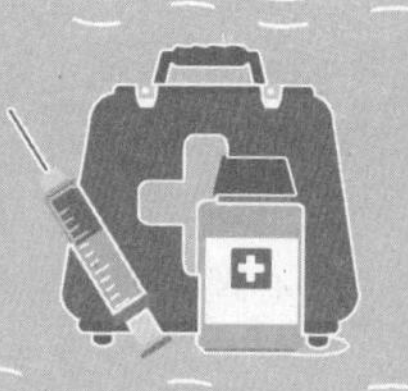

第 10 章 心理护理技术

社会的发展、市场竞争的激烈,促使医学模式转化,要求护理工作从单纯对患者生活和疾病的护理扩展为全面照顾和满足护理对象的生理、心理、社会各方面的需要,心理护理技术已成为整体护理的核心内容。护士运用心理护理技术对患者进行有效的心理干预,是临床护理工作重要环节,是促进患者早日康复、提高生活质量的重要技术方法。

情境案例 10-1

患者:小王,青年工程师。

护士:小张,心理咨询门诊护士。

(场景:心理咨询门诊,小王因失恋、睡不着觉、吃不下饭来求助。)

患者:"这段时间老觉得头痛、头晕,胸闷,心情郁闷,常为一些小事跟父母发脾气,到医院检查未发现器质性病变。女朋友一个月前正式提出分手,并告诉我她已经有了新男朋友,我接受不了这个事实,脑里总闪现和女友的画面。"

第 1 节　一般性心理护理技术

一般性心理护理技术是针对所有护理对象进行的护理方法,是所有护理工作者都应当掌握的工作方法。其内容具体如下。

一、建立良好的护患关系

良好的护患关系是进行心理护理的前提和基础,适用于所有患者的心理护理过程。它本身也具有缓解心理应激、调节情绪的作用。这种关系应该是建立在相互尊重、信任和合作的基础上,主要是通过护理人员的言、行、神态去影响患者而建立起来的。

二、争取家属亲友的密切配合

家属亲友的言谈举止直接影响着患者,其良好语言行为能给患者以安慰和支持;而不良语言行为对患者是一个恶性刺激。护理人员应对家属亲友进行保护性医疗的宣传,使之懂得自己的言行可以影响患者心理和治疗效果,不论遇到什么情况,家属亲友都应保持沉着、冷静,积极配合治疗。

三、促进病友间良好的人际关系

社交需要是人不可缺乏的需要。病房是一个群体单位,由于疾病的关系,患者相互间在情绪和行为等方面影响是很大的,护理人员应鼓励与促进病友相互间的交流,使之获得处理相同问题的方法和调养知识,改变自己的认知,克服消极情绪。同时应注意患者对疾病的错误认识也可能在病友间进行交流,护理人员应及时发现、纠正这些错误认识并引导到正确的方向。对于文化水平偏低、不善于与人交往或家属亲友探视少的患者,护理人员应引导病友多主动与他接触,以消除其陌生感和孤独感。

四、创造舒适的疗养环境

环境直接影响着患者的心理活动,安静、舒适、优雅的治疗环境对患者的心理调节产生着良好的影响,可以使人心情舒畅,产生积极的情绪。

五、积 极 关 注

在医院里无论患者表现何种行为、何种情绪,医护人员都要对他们投入积极关注的情感,不做评价的、无条件的接纳他们的各种情感，乐于接受他们此时此地的真实自我，这样患者就会逐渐学会以同样的态度对待自己，逐渐减少对自己经验和体验的否认和歪曲，自我概念和自我经验更趋于一致，并不断获得改变和成长。让患者体验到一种尊重、安全、自由，从而使他们可以无所顾忌的思考与行动，不必再受以前形成的观念的限制。让患者感到被理解、被接纳，愿意与护士深入地探讨自己的问题。

第2节　支持疗法

一、概　述

（一）概念

支持疗法又称支持性心理疗法，由桑代克(Edward Lee Tromdike)于1950年首先提出，是指护士应用心理学理论与技术为患者提供精神支持的心理治疗方法，是一种以“支持”为主的特殊性心理治疗方法。该方法不用像精神分析那样去分析求助者的潜意识，而主要是通过劝导、启发、鼓励、支持、同情、说服、保证等方式，去帮助求助者认识和分析目前所面对的问题，激发患者的潜能和优势，达到正确面对各种困难或心理压力的目标。

（二）适用范围

支持性心理疗法作为心理护理技术与治疗的基本技能而被普遍采用，适用于以下类型的患者。

(1) 突然遭受严重的挫折或心理创伤，面临精神崩溃，需要依靠他人的支持和帮助，以度过心理上难关的患者。

(2) 在工作、生活环境中长期存在紧张、压抑或心理矛盾所引起的焦虑、抑郁、苦闷等不良情绪的患者。

(3) 患有各种身心疾病或严重的躯体疾病时，对疾病的性质、危害性认识不足，缺乏信心而产生前途渺茫、悲观失望，甚至产生自杀倾向的患者。

(4) 各类神经症患者，如焦虑性神经症、强迫性神经症、恐怖性神经症、抑郁性神经症、疑病性神经症、失眠症等。

(5) 患有慢性病、绝症、恶性肿瘤的患者。

（三）原理

支持疗法是医护人员应用心理学的知识和方法，采取劝导、启发、鼓励、支持、同情、说服、保证等方式，帮助和指导患者分析认识当前所面临的问题，发现和找到心理支持的资源，如物质的、生理的、心理的和社会的资源，使患者发挥自己最大的潜在能力和自身的优势，正确面对各种困难或心理压力，以度过心理危机，从而达到治疗目的的一种心理治疗方法。

（四）注意事项

实施支持疗法时，护士必须热情地对待患者，对他们的痛苦寄予同情，即使他们的行为幼稚、冲动或不合情理，也要尊重他们。护士要善于倾听患者的表述，在建立良好互信关系的基础上，对患者情况充分了解后，可以给予适当的指导和建议。

二、支持疗法常用技术

支持性心理疗法并不局限于有明显心理障碍的患者。日常生活中各种人际纠纷所带来的不愉快事件，都可以通过对当事双方进行支持性心理疗法得到解决。支持疗法的常用技术有倾听、安慰、解释、共情与暗示等。

（一）倾听技术

倾听是支持疗法的核心技术，也是一项重要的心理护理技术。倾听是一个主动引导、积极思考、澄清问题、建立关系、参与帮助的过程。它有利于护士了解患者情况,发现患者的心理问题,同时,也有助于患者对护士产生信任感,因此,掌握倾听技术是对每个护理工作者的基本要求。

1. 倾听的含义　倾听是在对方讲话的过程中,通过视觉和听觉的同时作用,接受和理解对方的思想、信息及情感的过程。倾听不是被动接受的过程,而是一个积极参与并有适当反应的过程,包括护士通过身体传达的专注。倾听技术不同于日常谈话中的倾听,而是作为一种心理咨询的技术贯穿于整个心理护理过程中。

倾听的目的是帮助护士通过倾听采集患者资料,明确困扰问题,还能够向患者表达出一种开放、谦和、专注、投入的态度,有助于建立良好的护患关系。积极地倾听还可以鼓励来访者更加开放自己、坦诚的表达自己,具有心理干预助人的效果。

2. 倾听的技术要点

(1) 专注于患者谈论的内容:认真地听患者说话的内容,这是倾听技巧的关键。在倾听过程中护士注意不要把自己的观点和经验强加于人,以至于使交流无法顺畅地进行;更不要插入干扰性或具有破坏性的问题而随意将交流引到其他的话题上。倾听技术重在"听",而不是护患的语言交流。

(2) 非语言关注:在倾听过程中,护士的非言语活动起着重要作用,目光接触、身体语言、空间距离和沉默等都是传递信息的重要方式。护士运用非言语关注时,一是让患者有被关注感,感到护士正在关注着他,在倾听他的述说,从而促进他的自我表达、自我开放;二是护士在听的同时也给予适当的非言语反应,如点头、微笑,用表情动作特别是面部表情表示理解或惊讶,使患者产生"护士重视我说的话"的感觉。

知识拓展

身体姿态语言

人的身体姿态表情是丰富多样的。正襟危坐可知其恭谨或紧张,坐立不安可知其焦急慌神,手舞足蹈可知其欢乐,捶胸顿足可知其懊恼,拍手可知其兴奋;振臂时显得慷慨激昂,握拳时显得义愤填膺,不停搓手时表示心中烦躁不安。轻盈的脚步可看出心情愉快,沉重而不均匀的脚步表明处境不佳,迟缓的脚步表明心事重重,铿锵有力的脚步表明勇敢与坚强。昂首挺胸表明自信与自豪,点头哈腰表明顺从与谦恭,手忙脚乱表明心情紧张,全身颤抖又冒虚汗表明心虚害怕。

(3) 善用重述技术:这是一种给患者"我在听,请再多说一点"的感觉的能力。护士在听的过程中,要善于抓住患者所谈内容的关键词,用这些关键词组织成简短的语言,并把经过浓缩的语言反馈给患者。护士只对患者讲话的内容进行反馈,而不对其进行评论和提问。反馈的要点是进行核对,如果护士理解得正确,患者就会给出"是的""对的"这样的反应;如果护士没听清或理解有误,患者会自然地进行纠正"不是的""我不是那个意思",然后,护患双方通过共同努力,确保信息的正确性,直到对方完全理解。

(4) 恰当询问:提出问题可以引导交谈主题。询问有两种方式:一种是开放式询问,另一种是封闭式询问。开放式询问具有交谈自由、信息量大的特点,患者必须用较详细的语言来回答;它能引导患者对某些内容进行深入表达,有助于护士深入了解和掌握来访者的情况。封闭式询问是护士用"是不是"、"对不对"等词提问,患者只需做出肯定或否定回答;封闭式询问可以使收集的资料更准确,但信息量较小。在实际心理护理过程中,应当将两种方式结合起来运用。

(5) 多用鼓励语言:护士运用语言和非语言的方式来表达对患者叙述内容的关注和鼓励。通常采用"嗯"、"后来呢?"、"还有吗?"、"能具体讲一下吗?"等词语,也可直接重复患者的话或对患者的叙述回馈以点头、微笑等,鼓励其朝着某一方向继续深入会谈。

(6) 注重情感反应:情感反应是指护士对患者表达的情感进行反应。在会谈中,患者以言语或非言语方式表述问题时,总是伴随一定的情感,并通过一定的情感表现出来。护士在倾听时,了解其情感所包含的意义十分重要,可由此做出较为合理的判断。

情感反应在倾听过程中具有重要的价值。它有助于促进护患双方情感的沟通。护士若能准确地对患者的情感进行反应,会使患者深切体会到被人理解的感觉,促使患者更深入地表达自己,有助于患者对情感的自我理解和对问题的深入探索。有时患者的情感流露是自发的,或并未意识到其隐含的意义。若护士能做出准确的反应,可使患者正视被忽略的情感,有利于患者对情感的疏理,加深对自我的理解和对问题的探索。

(7) 创造安全的谈话氛围:护士有效地倾听,能够让患者感到安全、自在,愿意讲出自己的想法和感受,而不会感到威胁和挑战,不必担心护士会纠正自己、提出无理的建议与批评。

运用倾听技术还应注意倾听并非仅仅是用耳朵听,更重要的是要用心听,去设身处地的感受。护士不但要听懂患者通过言语、行为所表达出来的东西,还要听出患者在交谈中所省略的和没有表达出来的内容。在倾听时不要急于下结论,不要做道德或正确性的判断,更不要轻视患者的问题。

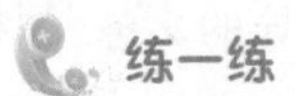

由一名同学扮演患者,另一同学扮演护士,轮换角色练习与患者沟通的倾听技术。

考点:倾听技术要点

(二) 安慰技术

安慰技术就是用积极语言对患者心理进行干预,能使个体感觉获得了社会支持,增强了自我价值,而变得自信、自尊,获得积极向上的力量,并树立希望。当求助者由于某种原因而情绪低落、自责自卑,甚至悲观、绝望,对生活丧失信心时,护士运用安慰技术不失时机地给予其鼓励安慰,矫正其对人生价值的认识,帮助他们振作精神、增强信心,增强应付各种危机的能力,以便更好地适应社会。在护理工作中,常用安慰技术的方法有以下几种。

1. 亲切问候法　是指在护患沟通中,护士以亲切关心的话语作开场白,主动介绍情况,消除患者焦虑、紧张情绪的方法。亲切问候法以对患者的尊重为基础,亲切的问候,礼貌的语言,真诚的关心,不仅有助于建立良好的护患关系,促进患者的遵医行为,积极主动地配合检查治疗,还能让患者感到温暖,增加安全感,有助于缓解紧张情绪。

2. 解释开导法　患者在接受治疗的过程中,护士应适当询问,表达关切,注意倾听患者的叙述。由于患者对疾病的知识了解相对较少,担心健康问题,容易产生恐惧或疑惑心理,因此,护士应耐心为患者解答病情,并对患者进行安慰和开导,做好健康教育工作。

3. 关心体贴法　患者生病后,其生理与心理均发生变化,承受着精神和肉体上的双重痛苦,感情和意志都变得脆弱,言行缺乏控制力,甚至会将疾病所造成的怨恨迁怒于医护人员。此时,患者尤其需要医护人员的关心、理解和宽容。护士诚挚的关心、美好的语言、和蔼的态度,可以化解患者的负性情绪,增强战胜疾病的信心,从而有助于患者的遵医行为。

4. 准确合理法　在护患沟通中,护士的语言表达要准确,切合实际。一是既不扩大,也不缩小,更不能含糊其辞、模棱两可。二是既要起到宣教、解释、指导、建议、安慰、鼓励的作用,又要避免不恰当的语言带给患者的负面影响。

应用安慰技术要注意:一定要在良好护患关系的基础上完成;要根据患者的情况合理应用,做到因人因时因地安慰;护士要用科学方法完成,它是护士综合素质和职业操守的表现,是责任和义务的表现。

(三) 解释技术

解释是帮助患者、家属解除疑虑,以患者为中心,实行人性化服务的方法之一,在护理工作中有重要的地位和作用。临床护理工作中,护士运用解释技术可以使患者家属了解医护人员实施救治的目的,解除思想顾虑,配合医疗护理,避免护患纠纷,它是实行优质护理服务的方法之一。

1. 解释的定义　解释是运用某一种理论来描述来访者的思想、情感和行为的原因等。解释可以使来访者从一个新的、更全面的角度来重新面对困扰、周围环境及自己，并借助于新的观念和思想来加深了解自身的行为、思想和情感，以产生领悟、提高认识、促进变化。恰当的解释，能够调动患者治疗的积极性，提高患者满意度。

2. 解释技术的要点　在临床护理工作中，解释具体包括以下几个方面内容。

（1）提供信息：一般在患者入院后，由护士为其介绍医院环境、生活设施、主治医师、责任护士、相关制度及注意事项等，以减少患者因不了解信息而产生恐惧、焦虑及不安全感。

（2）健康宣教：住院期间护士还要对患者进行基本健康知识宣教，重点讲解与其所患疾病相关的预防、保健、治疗及康复等，以便患者能更好地配合治疗及护理。

（3）医护操作说明：患者入院后会接触各种不同的操作治疗，虽然有些简单的操作患者以前接触过，但没有完全理解，护士在操作中应履行护理操作的一些解释、建议和指导的义务，如操作目的、方法及怎样配合、注意事项等，以提高医护检查治疗的效果。

使用解释技术时应注意科学系统性，护士要从理论高度给予科学系统的解释；明确自己解释的内容，如果模糊不清或前后矛盾，就不能达到预期的效果；要把握对什么样的人、在什么时候、用什么样的理论、怎样解释才好，要在实践中灵活熟练和创造性地运用。

（四）共情技术

共情可以有投入、同理心、通情达理、设身处地等多种译法。它是一个复杂的过程，包括认知分析、情感反应，是心理护理技术的重要组成部分。

1. 共情的含义　罗杰斯认为，共情是体验他人内心世界的能力。对于护士来说，共情的具体含义包括：第一，护士通过患者的言行，深入对方的内心去体验他的情感与思维；第二，护士借助知识和经验，把握患者的体验与其经历和人格之间的联系，更深刻地理解患者心理问题的实质；第三，护士运用共情技术，表达对患者内心世界的体验和所面临问题的理解，影响对方并取得积极反馈。

2. 共情的目的　通过共情可以达到促进良好护患关系的建立，鼓励并促进患者进行深入的自我探索、自我表达，稳定其情绪，缓解其心理压力和心理应激，提高其适应能力的目的。还可促进护患双方彼此的深入理解和更深入的交流，达到助人效果。

3. 共情的技术要点

（1）设身处地理解患者：护士要接纳患者的价值观、生活方式、生活态度、认知能力、行为模式、人格特征，不对患者进行道德评价和判断；护士在表达共情时，要善于把握角色转换，体验患者的内心"如同"体验护士自己的内心。共情的基础不是要求护士必须具有和患者相似的经历，而是要站在患者的角度看待患者的世界，理解患者的问题。

（2）通情达理：共情的目的是为了深入、准确地理解患者及其存在的问题，但不同的患者情况不同，所存在的问题及其表现也各不相同。因此，对不同的患者，在心理护理的不同阶段表达共情也应该有所区别。那些迫切希望得到理解，迫切需要抒发自己内心感受的患者更需要共情。

（3）神入：护士除了通过言语表达共情，还要善用非言语表达。通过目光接触、面部表情、身体姿态和动作等表达对患者的关注和理解，这就是神入。护士关注的目光、前倾的身体姿势，理解时点头的动作和面部表情的变化，都能表达出护士对患者的共情，有时使用非言语表达比言语表达更简单有效。所以，在实施心理护理时，护士应善于把两者结合起来，恰到好处地来应用。

表达共情时应注意护士视角需要转化，护士要把自己放在患者的处境中来尝试感受他的喜怒哀乐。共情应把握好时机，掌握适度，才能恰到好处。共情要因人而异，考虑到性别、年龄和文化背景等。护士应不断验证是否共情，得到反馈后及时修正。

考点：共情的技术要点

（五）暗示技术

暗示是指在无对抗的条件下，用含蓄、抽象诱导的间接方法对人们的心理和行为产生影响，从而促使人们按照暗示者所指引的方向行动或者思考。暗示是一种普通的心理现象，是人类最简单、最典型的条件反射，如一个花粉过敏引起哮喘的患者，看到塑料花时也会引起哮喘发作。在应用暗示技术时护患关系和患者暗示性的高低影响治疗效果。暗示分为积极暗示和消极暗示，护士在护理工作中要有意识的使用积极肯定的心理暗示，对患者的心理、行为、情绪产生积极的影响。常用的暗示技术如下。

1. 言语暗示　通过语言形式，将暗示的信息传达给受试者，从而产生影响的作用。临床治疗工作中经常可以看到这样暗示患者“这个药是专治这种病的，针刺的止痛效果特别好”等。如在治疗癔症性失明时，轻压患者的双眼球，用语言暗示：“感到酸胀，就证明视功能正常，看到金色闪光点，就证明视力已恢复”，并让患者充分感受，常常发现失明症状会瞬间消失。

2. 操作暗示　通过对患者实施操作，如屈体检查、仪器检查或虚拟简单手术而引起的心理行为改变的过程。如利用电针仪等治疗癔症性失音症，效果非常理想。在实验前，先将仪器的作用、可能的反应告诉患者，还告诉他通过该仪器的作用疾病可以痊愈。待患者点头表示明白后即开始治疗。经过一段时间使用，医生看到患者反应良好，令其试着发出“啊———”，便真的发出了声音。

3. 药物暗示　给患者使用某种药物，利用药物的作用进行暗示。例如，静脉注射10%葡萄糖酸钙，在患者感到身体发热的同时，结合语言暗示治疗癔症性失语。安慰剂也是一种药物暗示，据报道1187名心前区疼痛的患者使用安慰剂，82%的患者症状得到改善。

4. 催眠暗示　是指应用一定的催眠技术使求助者进入催眠状态，并用积极的暗示控制求助者的身心状态和行为，以解除和治愈求助者躯体疾病和心理疾病的一种心理治疗方法。具体方法要点：易感性测定，即确定求助者接受暗示性或催眠易感性的大小；选择易受暗示的求助者诱导其进入催眠状态；在安静、昏暗的房间里进行催眠诱导；重复是让暗示起作用的主要法则；根据具体情况及时通过暗示进行治疗；催眠状态要逐步解除。

5. 其他方法　在应用暗示治疗方法时，采用环境暗示、笔法暗示、自我暗示等多种方法均可取得一定的疗效。

考点：支持疗法的技术

心理测试　测测你的暗示性

1. 嗅觉测验法　事先准备好3个装有纯净水的试管请被试者分辨哪个装有水、哪个装有白醋或酒精，分辨不出给0分，挑出一种给1分，挑出两种给2分。

2. 手臂测验法　要求被试者闭眼平伸右手，测试者暗示他越来越沉，沉的往下落。30秒后，下落不明显者给0分，下落6~15cm给1分，下落15cm以上者给2分。

以上两项结果分数越高暗示性越强。

第3节　理性情绪疗法

理性情绪疗法(简称RET)是美国著名心理学家艾利斯(A. Ellis)于20世纪50年代创立的一种心理治疗理论与方法。顾名思义，这种方法是通过纯理性分析和逻辑思辨的途径，来改变患者的非理性观念，以帮助他解决情绪和行为上的问题。此疗法优点是疗程短、疗效快和相对稳定。

适应证包括焦虑患者、婚姻问题、神经症性障碍、人格障碍、青少年行为问题、身心疾病等，不适用于无领悟能力者如智残、精神病、年幼和老年痴呆者等。

一、理性情绪疗法基本理论

理性情绪疗法的基本理论主要是ABC理论：A是指刺激性事件；B指个体的信念系统，是个体在遇到诱发事件之后而产生的信念，即对这一事件的看法、解释和评价；C指经历事件后引发的情绪及行为结果；人们往往错误地将情绪不良(C)的原因归咎于事件(A)，即A引起了C，而实际上如果没有个体信念系统 B 介入的话，A 不能引起 C。

由于个体信念各异，其情绪及行为后果也各不相同。合理的信念将产生适当的情绪与行为，而不合理的信念将产生不适当的情绪与行为，如焦虑、抑郁、挫败感及攻击行为等。治疗者引导患者对其不合理信念进行审视、界定、分辨及辩论，则为 D；患者采纳治疗者建议的理性思维方式，以合理的信念取代了原先的非理性观念，情绪及行为将随之改变，即达到了治疗效果，则为 E。ABCDE 模式见图 10-1。

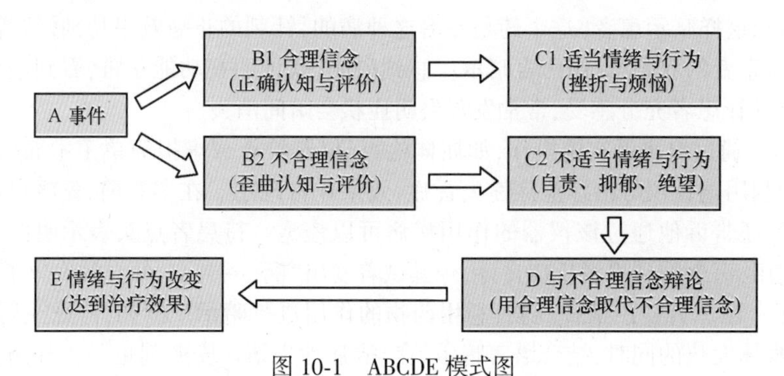

图 10-1　ABCDE 模式图

二、不合理信念的类型及特征

理性情绪疗法理论强调情绪困扰和不良行为都来源于个体的非理性观念，治疗的重点也在于改变这些观念。那么这些观念都包括什么内容呢？它们又有哪些特征呢？艾利斯通过临床观察，总结出日常生活中常见的产生情绪困扰，甚至导致神经症的 11 类不合理信念，并分别对其不合理性做出了分析。

（一）不合理信念的类型

1. 人应该得到生活中所有重要人物的喜爱或赞许　这个观念实际上是个假象，是不可能实现的事。在人的一生中，不可能得到所有人的认同，即便是父母、老师等对自己很重要的人，也不可能永远对自己持一种绝对喜爱和赞许的态度。因此，如果他坚持这种信念，就肯定千辛万苦、委曲求全以取悦他人、获得每个人的欣赏；但结果必定会使他感到失望、沮丧和受挫。

2. 一个人应该在各方面都有成就、有才干，这样才会是有价值的人　这也是一个永远无法达到的目标，因为世界上根本没有十全十美、永远成功的人。一个人肯定在某方面较他人有优势，但在其他方面却可能不如别人。虽然他以前有过许多成功的境遇，但无法保证在每一件事上都能成功。因此，若某人坚持这种信念，他就会为自己永远无法实现的目标而伤悲。

3. 犯了错误一切都完了，应该受到责备和惩罚　世上既然没有完人，也就没有绝对区分对与错、好与坏的标准。每个人都可能会犯错误，但仅凭责备和惩罚则于事无补。人偶然犯错是不可避免的，犯错后反思其原因，减少或避免今后犯同类错误即可。

4. 任何事情都要按自己意愿发展，否则就太糟糕了　事物发展受很多因素影响，不可能事事都能按我们的意愿发展，人不可能永远成功，生活和事业上的挫折是自然的，如果一经遭受挫折便感到可怕，就会导致情绪困扰，也可能使情绪更加恶化。

5. 人的情绪是由外界事件决定的，自己无法控制　外在因素会对个人有一定的影响，但实际上并不是像自己想象的那样可怕和严重。如果能认识到情绪困扰之中包含了自己对外在事件的知觉、评价及内部言语的作用，那么外在的力量便可能得以控制和改变。

6. 逃避困难和责任比面对它们更容易　逃避问题虽然可以暂时缓和矛盾，但问题却始终存在而得不到解决，时间一长，问题便会恶化或连锁性地产生其他问题和困难，从而更加难以解决，最终会导致更为严重的情绪困扰。

7. 常担心危险或灾难性事件的发生　对危险和可怕的事物有一定的心理准备是正确的,但过分的忧虑则是非理性的。坚持这种信念只会夸大危险发生的可能性,使人不能对之加以客观评价和有效地去面对。这种杞人忧天式的观念只会使生活变得沉重和没有生气,导致整日忧心忡忡、焦虑不已。

8. 人应该依赖别人,而且要依靠强者　虽然人在生活中的某些方面要依赖别人,但过分夸大这种依赖的必要性则可能使自我失去独立性,导致更大的依赖,从而失去学习能力,产生不安全感。

9. 过去事件的影响是无法消除的　已经发生的事实是个人的历史,这的确是无法改变的,但是不能说这些事就会决定一个人的现在和将来。因为事实虽不可改变,但对事件的看法却是可以改变的,所以人们可以控制、改变自己以后的生活。

10. 应该对别人的困难和情绪困扰感到不安　一个人应该关心他人的问题,并为他人的问题而感到悲伤、难过。关心他人、富于同情这是有爱心的表现,但如果过分地投入他人的事情,就可能忽略自己的问题,并因此使自己的情绪失去平衡,最终导致没有能力去帮助别人解决问题,却使自己的问题更糟。

11. 任何问题都应有一个圆满的答案　人生是一个复杂的历程,对任何问题都要求寻求完美的解决办法是不可能的事,如果人们坚持要寻找某种完美的答案,那就会使自己感到失望和沮丧。

情境案例 10-1 分析

困扰工程师小王的诱发事件(A)是女友离开自己和别人在一起了;小王的不合理信念(B)是我那么爱她,可是她却不再爱我,做出这样的事,真是太不公平,太让我伤心了;小王的情绪困扰和行为不适应的具体表现(C)是变得烦躁、郁闷、吃不下饭、睡不好觉、注意力不集中、头痛、头晕,胸闷、少言寡语、疲乏无力及不能上班工作等。

(二) 不合理信念的特征

许多学者对上述不合理的信念加以归纳和简化,总结出这些非理性观念的主要特征,具体如下。

1. 绝对化要求　这是指个体以自己的意愿为出发点,认为某一事物必定会发生或不会发生的信念。这种特征通常是与“必须”和“应该”这类词联系到一起,如“我必须获得成功”、“别人必须友好地对待我”等。这种绝对化的要求是不可能实现的,因为客观事物的发展有其自身规律,不可能依个人意志而转移。人不可能在每一件事情上都获得成功,他周围的人和事物的表现及发展也不会依他的意愿来改变。因此,当某些事物的发生与其他事物的绝对化要求相悖时,他就会感到难以接受和适应,从而极易陷入情绪困扰之中。

2. 过分概括化　这是一种以偏概全的不合理的思维方式,就好像是以一本书的封面来判定它的好坏一样。它是个体对自己或别人不合理的评价,其典型特征是以某一件事来评价自身或他人的整体价值。针对这类不合理信念,理性情绪疗法理论强调世上没有一个人能达到十全十美的境地,每一个人都应该接受人是有可能犯错误的。因此,应以评价一个人的具体行为和表现代替对整个人的评价,也就是说“评价一个人的行为而不是去评价一个人”。

3. 糟糕至极　这是一种对事物的可能后果非常可怕、非常糟糕,甚至是一种灾难性的预期的非理性观念。对任何一种事情来说都有比之更坏的情况发生,因此没有一种事情可以被定义为百分之百的糟糕透顶。针对这种信念,理性情绪疗法理论认为虽然非常不好的事情确实可能发生,我们也有很多原因不希望它发生,但我们却没有理由说它不该发生。面对这些不好的事情,我们应该努力接受现实,在可能的情况下改变这种状态,而在不能改变时学会如何在这种状态下活下去。

三、理性情绪疗法的程序及方法

(一) 理性情绪疗法程序

1. 心理诊断阶段　该阶段是使患者了解自己的思考是非理性的,并且帮助他了解形成困扰结果的原因,弄清非理性的观念与困扰的关系。这一阶段护士的主要任务就是根据 ABC 理论对患者的问题进行初步分析和诊断，通过与患者进行交谈，找出他情绪困扰和行为不适的具体表现(C)，以及与这些反应相对应的激发事件(A)，并对两者之间不合理信念(B)进行初步分析，找出他们最迫切希望解决的问题。护士与患者一起协商，共同制定治疗目标。

2. 领悟阶段　护士让患者在更深层次上领悟到其目前的焦虑和困扰等不良情绪和行为来自于自己的非理性观念，是因为自己仍在沿用过去的非理性观念。患者应对自己的行为负责，应进行细致的自我审查和反省，积极参与心理治疗的过程，要认识到只有改变不合理信念，才能减轻或消除他们目前存在的症状。

3. 修通阶段　这是理性情绪疗法中最主要的阶段，护士的主要任务就是采取各种心理方法帮助患者修正和放弃原有的非理性观念并代之以合理的信念，从而使症状得以减轻或消除。护士提出指导和建议，由患者自己完成，主要方法包括与不合理信念辩论、理性情绪想象、家庭作业等方法。

4. 巩固阶段　巩固治疗所取得的效果，帮助患者进一步摆脱非理性观念及思维方式，使新的观念和逻辑思维方式得以强化并重新建立新的反应模式，使之内化为新的自我语言，使患者能够接受较为理性的生活，避免受非理性观念的影响而困扰。

(二) 理性情绪疗法的常用方法

理性情绪疗法是一种整合式治疗法，根据患者的情形采用认知技术、情绪技术和行为技术多种治疗方法。常用的理性情绪治疗的方法主要如下。

1. 与不合理信念辩论　这是理性情绪疗法最具特色的方法，它来源于古希腊文学家苏格拉底的辩证法。苏格拉底的方法是让患者说出自己的观点，然后依照该观点进一步推理，最后引出谬误，从而使患者认识到自己先前思想中不合理的地方，并主动加以矫正。这种辩论的方法是指从科学、理性的角度对患者持有的关于他们自己、他人及周围世界的不合理信念和假设进行挑战和质疑，以动摇他们的这些信念。

(1) 提问：要具有明显的挑战性和质疑性的特点，其内容紧紧围绕着患者信念的非理性特征。如针对患者持有的绝对化要求的一类不合理信念，可直接提出以下问题："有什么证据表明你必须获得成功(或别人的赞赏)？"对于患者以偏概全的不合理信念，相应的提问是："如果你在这一件事情上失败了，就认为自己是个毫无价值的人，那么你以前许多成功的经历表明你是个什么人？"针对糟糕至极的不合理信念，相应的问题是："这件事到底糟糕到什么程度？你能否拿出一个客观数据来说明？"

(2) 辩论：是从求助者的信念出发进行推论，在推论过程中会因不合理信念而出现谬论，求助者必然要进行修改，经过多次修改，求助者持有的将是合理的信念。辩论的基本形式，一般从"按你所说……"，推论"因此……"，再推论到"因此……"，即所谓的"三段式"推论，直至产生谬误，形成矛盾。咨询师利用矛盾进行面质，使求助者不得不承认其中的矛盾，迫使求助者改变不合理信念，最终建立合理信念。

与不合理信念辩论是一种主动性和指导性很强的认知改变技术，它不仅要求护士对患者所持有的不合理信念进行主动发问和质疑，也要求护士指导或引导患者对这些观念进行积极主动的思考，促使他们对自己的问题深有感触，这样做会比患者只是被动地接受护士的说教更有成效。

情境案例 10-1 师生对话

老师："同学们，你们认为小王的不合理信念(B)有哪些？"
学生甲："我有理由要求她必须爱我吗？难道仅仅是因为我曾爱过她？"
学生乙："我爱她是我自愿的，她并没有强迫我这样做，那我有什么理由强迫她？难道这对她公平吗？"
学生丙："她做出这样的选择一定有她的原因，我有什么权利要求她必须按我的意愿做事？"
老师："请替小王找出新的合理性信念。"
学生甲："每个人都有选择爱的权利，她可以去选择别人，我也可以有新的选择。"
学生乙："要像希望别人如何对我那样去对待别人，而不是我对别人怎样，别人就必须对我怎样。"
学生丙："虽然互相爱慕、相守一生是件好事，但并非每个人都能做到这一点，这就要看各人的缘分了。"

2. 理性情绪想象技术　该理论认为,患者的情绪困扰有时是自己向自己头脑传播烦恼。患者经常给自己传播不理性的信念,在头脑中夸张地想象各种失败的情境,从而产生不适应的情绪和行为反应。理性情绪想象技术就是要帮助患者停止这种传播的方法,其具体步骤可分为以下三步。

(1) 使患者在想象中进入产生过的不适应的情绪反应和自我感觉最受不了的情境之中,让他体会在这种情境下的强烈情绪体验。

(2) 帮助患者改变这种不适应的情绪体验,并使他能体验到适度情绪反应,这常常是通过改变患者对自己情绪体验的不正确认识来进行的。

(3) 停止想象:让患者讲述他是怎样想象的,自己的情绪有哪些变化,是如何变化的,改变了哪些观念,学到了哪些观念。对于患者情绪和观念的积极转变,医护人员应及时给予强化,以巩固他在理性情绪行为治疗中获得的新的情绪反应。

3. 家庭作业　也是理性情绪疗法常用的方法。它实际上是护士与患者之间的辩论再一次治疗结束后的延伸,即让患者自己与自己的不合理信念进行辩论,这阶段治疗的主要目的是重建,即帮助求助者在认知方式、思维过程以及情绪和行为等方面重新建立起新的反应模式,减少他在以后生活中出现情绪困扰和不良行为的倾向。主要有以下两种形式:RET自助表和合理自我分析(RSA)报告。

(1) RET自助表:包括八个方面内容,以表格的形式书写。①诱发事件(A):写明发生的事件及感受;②后果(C):写出所出现的情绪困扰或自损行为;③信念(B):找出引起情绪困扰或自损行为的不合理信念;④辩论(D):与不合理信念辩论;⑤有效的合理信念(E);⑥列出现实中常见的不合理信念类型;⑦写出获得理性信念的感受及行为;⑧积极自我暗示:如我将在很多场合努力重复我的有效理性信念,以避免情绪困扰及自损行为。

(2) 合理自我分析(RSA):它是要求患者以报告的形式写出ABCDE各项。不过它不像RET自助表那样有严格规范的步骤,但报告的重点是D,即与不合理信念的辩论为主,最后患者改变自己的不合理思维。

知识拓展

合理自我分析报告(RSA)

事件A:我期考没得第一名。

情结C:头痛、失眠、无法上课。

信念B:我必须考第一名,只有考了第一名才能考上名牌大学,考不上名牌大学,这辈子就完蛋了。

驳斥D:①第一只有一个,只有我能考第一,别人就不能吗?②难道考第二名高考就考不好了吗?③难道上名牌大学的都是考第一名的学生吗?

新观念E:①谁都有失误的时候,我不可能每次都考第一;②每次考试不是考第一名,高考也可取得好成绩的;③考上名牌大学的很多学生都不是班级的第一名。

第4节　行为疗法

行为疗法又称为行为矫正或学习疗法,是根据行为学习及条件反射理论,消除已有的病理性条件反射,建立新的健康行为条件反射的过程。它是用学习理论原理来认识临床问题的心理治疗方法,主要通过对个体进行训练,达到矫正不良行为的一类心理治疗理论和技术。行为疗法的适应证有:各种神经症;成瘾;人格障碍;适应不良行为;身心疾病;儿童或成人的各种不良行为,如遗尿、口吃、赌博、吸烟;各种性功能障碍和性行为异常,如阳痿、早泄、恋物癖、施虐狂等。

一、行为疗法的基本理论

(一) 经典条件反射理论

俄国生理学家巴普洛夫(Pavlov,1849~1936),在20世纪初发现了经典条件反射,又叫反应性条件反射,它是以无条件反射为基础而形成的。一个中性刺激通过与无条件刺激配对,最后能引起原来只有无条件刺激才能引起的反应,这就是初级条件反射。由于人具有概念和语词能力,可以用概念和语词替代任何具体的刺激物,所以人能够以语词建立极其复杂的条件反射系统。华生(Watson JB,1878~1954)曾经认为,经典的条件反射是一切行为的基本单位,意思是一切行为都可以通过分析还原为一个个条件反射。

(二) 操作性条件反射理论

美国心理学家斯金纳(Skinner BF,1904~1990),通过一系列实验证明操作性条件反射理论。操作性条件反射又叫工作性条件反射。它的关键是描述了有机体(动物或人)做出一个特定的行为反应,这个行为反应导致环境发生某种变化,即发生了一个由有机体引起的事件。这个事件对有机体可能是积极的,也可能是没有适应价值的。不管是哪一种,这个事件都会对有机体以后的反应有影响。行为强化分为正性强化与负性强化。所谓正性强化是指具体行为之后,出现了刺激结果的增加,导致具体行为的增强;所谓负性强化是指具体行为之后,出现了刺激结果的移除,导致了具体行为的减弱。

既然人们的行为是由行为的后效来塑造的,那么,有意识地设置一些环境条件,使特定的行为产生特定的后效,就可以有效地控制、塑造行为。操作性条件反射的治疗就在于此。

知识拓展

奖励性学习试验

在斯金纳箱中,安放有一个食物盘。把一只饥饿的鸽子放入箱中,它在寻找食物时可能通过啄红灯的窗户而获得了食物。如果这种操作偶然重复若干次,鸽子就会主动啄红灯的窗户,也就是说它学会了获得食物的行为,食物是对啄红灯的窗户的奖励,因此也称为"奖励性的学习"。操作性条件反射的实验有力地说明:行为的后果直接影响该行为的增多或减少。

(三) 班杜拉的社会学习理论

所谓社会学习是社会引导社会成员用社会认可的方法去活动。社会学习原理又称模仿学习原理,是班杜拉在对幼儿做了大量的实验研究后提出的。他认为个体可以仅仅通过观察其他人的行为反应就达到模仿学习的目的。观察学习是个体社会学习的一种重要的形式。班杜拉指出,观察的学习机制不能简单地用操作条件反射的原理进行解释,它是由注意、保持、动作重复和动机建立四个相互联系的阶段构成,各阶段分别受一系列变量的影响。这四个阶段被认为是社会模仿学习的必备阶段。除此之外,人们还注意到被模仿者的特征、观察者的特征和观察者的参与程度也会影响模仿学习的因素。

二、常用方法

(一) 系统脱敏疗法

系统脱敏疗法是沃尔普(J. Wolpe)在20世纪50年代末期发展起来的一种以渐进方式克服或消除神经症性反应的治疗方法。这一疗法认为,人的肌肉放松状态与焦虑状态是对抗的过程,通过肌肉的放松而达到生理上的放松能抑制焦虑情绪,如果患者处在放松状态时接近一个能引起微弱焦虑情绪的刺激,由于放松对焦虑的抑制作用,患者便能够忍受体验到的焦虑。经过几次反复,这个刺激就会失去作用,患者不会再因为它的出现而感到焦虑,然后再逐渐增加刺激的强度,直到最强的刺激也不能引发焦虑为止。系统脱敏疗法适用于恐怖性神经症,尤其是许多与焦虑反应相联系的行为障碍等。系统脱敏疗法分三个基本步骤,具体如下。

1. 放松训练　对患者进行肌肉放松训练,以此来对抗患者的焦虑反应。训练的方法多种多样,要根据病种的不同采取不同的放松训练。治疗中最常用的放松方法是逐个放松身体的肌肉群与紧张放松相结合,并且要循序渐进性进行训练的原则。每日1次,每次20~30分钟,一般需6~8次才能学会放松。这要求来访者自身反复练习,直至能运用自如。在训练中要特别注意让患者学会体验肌肉紧张与肌肉松弛间的感觉差别,便于其主动掌握放松过程及心理体会,然后按照指导语进行身体各部分先紧张后放松的训练，直至达到能主动自如地放松全身的肌肉。

2. 建立等级排列表　通过仔细询问患者的病史，建立包括问题情境和情节在内的事件反应等级表。等级排列表要按照刺激最小、焦虑反应最弱，到刺激最大、焦虑反应最强的层次顺序排列，每一个等级均可从时间和空间方面来加以考虑，即不断改变患者与引起焦虑的刺激在时间长短上或空间远近上来划分。等级的数目及每一个等级的具体内容应视患者的不同情况而定。临床上，等级数目通常以不超过 20 个为宜。

3. 实物脱敏　将焦虑反应等级中引发焦虑的事件刺激与放松反应真正对应起来，实施实际的治疗。护士给患者呈现引起焦虑反应事件刺激时，要按照从弱到强的等级顺序进行。当患者处在放松状态时，向其呈现一个等级的事件刺激，如患者没有焦虑反应或焦虑反应很弱，再进行下一个等级的事件刺激。如果呈现某一等级事件刺激时，患者出现强烈的焦虑反应，就要停下来让患者进行放松，然后再重复该等级事件刺激，直到没有焦虑反应或反应很弱，再进行下一个等级的事件刺激。如果全部等级的事件刺激均能通过，而没有焦虑反应或反应很弱，患者就会得到较好的治疗。一般经过数次想象脱敏后，对最高等级刺激事件不再焦虑即可转入现实脱敏，从低到高，逐级训练，以达到全身适应。

考点：系统脱敏疗法三个步骤

知识拓展

患恐怖症花猫的治疗

沃尔普(J. Wople)在实验室里电击铁笼中吃食的猫，每次电击之前先制造一阵强烈的响声。多次电击后，该猫只要听到这强烈的响声或看到那只铁笼子，就会出现明显的焦虑和恐惧，他将这只猫禁食几天，在铁笼里放进猫最喜欢吃的鲜鱼，猫此时极度饥饿，却也不敢食用铁笼子里的鲜鱼，猫产生了实验性神经症。

沃尔普对猫进行治疗，首先将猫放在离铁笼子很远的地方，猫出现了轻微的焦虑、恐惧反应，猫能进食但是仍然小心翼翼。下一次进食的时候，他把猫的食物盘，向铁笼子方向靠近一段，猫又出现轻微的恐惧、焦虑现象，沃尔普给猫的食物盘添加更好吃的食物，猫小心尝试吃点，发现安全，就自如地进食了。就这样沃尔普如法炮制，让猫步步逼近铁笼子，最后，该猫见到铁笼子的焦虑和恐惧已消除，在铁笼中也能平静的生活了。这就是沃尔普系统脱敏疗法的原理。

（二）示范疗法

示范疗法也称模仿疗法，它是通过让患者观察和模仿来矫正其适应不良行为的一种行为疗法，以行为主义的基本原理为基础。人的各种行为，无论是适应性行为还是不良行为，都是通过后天的学习获得的。因此，通过同样的方式也可以改变不良行为或重新学习适应性行为。我们在生活中所学到的很多东西，从行为到态度，都是通过观察并模仿他人而习得的，童年的学习尤其具有这种特点。示范疗法适应证有儿童或成人的恐惧行为、儿童的攻击性行为、遗尿、孤独症、懒散行为、社交恐怖等。一般而言，模仿学习的行为治疗方法有两种方式：一是想象模仿，二是参与模仿。

（三）放松疗法

放松疗法也称松弛疗法，是通过一定的程序训练来访者学会精神上及躯体上(骨骼肌)放松的一种行为治疗方法。常用的方法如下。

1. 想象放松　主要是通过让求助者想象一些比较惬意和舒适的情境，来达到身心放松、缓解焦虑的目的。

练一练　想象放松

教师讲解想象放松要领，组织学生进行想象放松训练，使学生掌握并体验想象放松技术。

2. 腹式呼吸放松　它是一种慢节律方式的深呼吸，是一种极度放松状态，以6次为宜。做腹式呼吸时，先要选择一个舒服的座位和坐姿，然后把一只手放在腹部胸肋下面。吸气时，应该感到腹部向外移动，膈肌将空气深吸入肺内，同时，注意肩膀不动，然后慢慢把气呼出去。

3. 肌肉放松　指通过让人有意识地去感觉主要肌肉群的紧张和放松，从而达到放松的目的。肌肉放松的顺序自下而上依次为：脚趾、小腿、大腿、臀部、腹部、胸部、背部、肩部、臂部、颈部、头部；若自上而下进行，则从手掌开始，至脚趾结束。紧收肌肉，注意这种紧张的感觉，保持这种紧张感15秒后，逐渐放松，体验放松的感觉。在放松过程中，要注意呼吸的配合，当身体处于紧张状态时，吸气或者屏气；处于放松状态时，呼气。

4. 音乐放松　有纯粹的轻音乐、颂钵音乐等。

小结

心理护理技术是护理工作中的重要环节，在做好一般性心理护理技术基础上，重点掌握支持疗法的倾听、解释、安慰、共情和暗示，并运用到护理工作中。心理护理与其他临床护理方法有区别，有其独特的方法、程序和注意事项。良好的护患关系是心理护理技术成功的基石。掌握好理性情绪疗法和行为疗法，在掌握适应证基础上做到熟练应用，消除患者痛苦，提高临床整体护理效果。

自测题

一、名词解释

1. 理性情绪疗法　2. 行为疗法

二、填空题

1. 系统脱敏疗法可分为三步：________、________、________。

2. 支持疗法包括________、________、________、________、________。

3. 放松疗法包括________、________、________、________。

三、选择题

1. 属于行为疗法的是(　　)

A. 自由联想　B. 系统脱敏疗法
C. 支持性疗法　D. 理性情绪疗法

2. 属于支持疗法的是(　　)

A. 共情技术　B. 系统脱敏疗法
C. 放松疗法　D. 理性情绪疗法

3. 护士做好心理护理技术的重要保证是(　　)

A. 共情技术　B. 护士技术水平
C. 良好的护患关系　D. 倾听技术

四、简答题

1. 艾利斯理性情绪疗法中的ABC理论是指什么？

2. 简述行为疗法的原理是什么？

(张德娟)

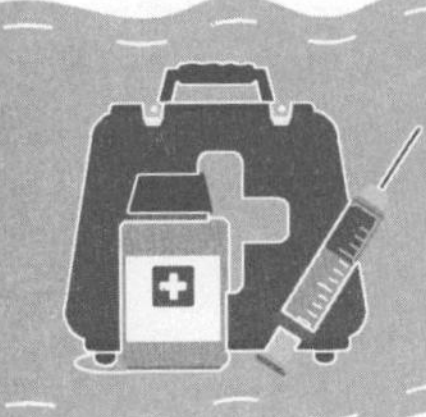

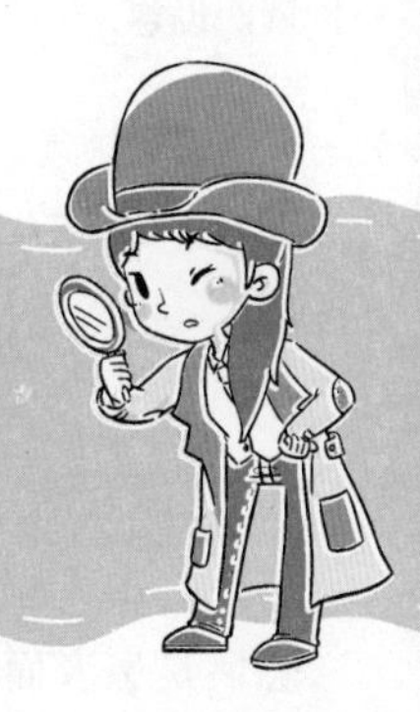

第11章 临床患者的心理护理

随着医学模式由生物医学模式向生物-心理-社会医学模式的转变,护理工作也从以疾病为中心的护理转向了以人的健康为中心的系统化整体护理。护理工作更加注重满足人的生命全过程的护理需要,更加注重心理社会因素对护理对象健康水平的影响,这就需要护士掌握临床不同患者的心理护理。

第1节 临床常见问题的心理护理

躯体疾病及住院对患者而言都是应激源,可以在一定程度上影响患者的心理状态,其影响程度又与多种心理社会因素有关。心理行为变化发展到一定程度,可能形成明显的心理问题,影响疾病的诊治、护理与康复。临床上常见的心理问题包括焦虑、恐惧、抑郁、疼痛等。

一、焦　虑

焦虑是一种缺乏明显客观原因的内心不安或无根据的恐惧,是人们遇到某些事情如挑战、困难或危险时出现的一种情绪反应。这种情绪反应常根据个人身体和心理对威胁的体验强弱而产生不同程度的焦虑反应。临床大多数患者都有过不同程度的焦虑体验,表现为紧张不安、心神不定、恐惧,伴有自主神经症状,如心前区不适、气促、出汗、面红等。引发焦虑的因素有很多,如疾病初期对病因、疾病转归和预后过分担忧,对住院环境的陌生与恐惧,对特殊检查和治疗的担心,而有些患者在没有明确的情境下也会出现焦虑。

(一) 焦虑的评估

1. 情绪反应　主要表现为不确定的客观对象和具体的观念内容而出现的提心吊胆、不安和恐惧,患者觉得自己无力面对威胁,预感到危险马上发生,内心处于警觉状态,而表现出的与实际处境不相符合的痛苦情绪体验,如紧张、担忧、烦躁、害怕、不安和恐惧等情绪。

2. 行为反应　主要表现为精神运动性不安,如表情紧张、愁眉苦脸、坐立不安、搓手顿足、来回走动、小动作增多、震颤发抖、哭泣等;说话语无伦次、结结巴巴;注意力不集中、警觉性增高、情绪易激动。

3. 生理反应　主要表现为自主神经功能亢进症状,如心前区不适、胸闷、心慌、血压升高;头昏、头晕、耳鸣、视物模糊、入睡困难、睡眠浅、多梦、全身肌肉紧张、僵硬、抽搐;尿频、尿急、排尿困难、性冷淡、月经紊乱;食欲减退、腹泻;面红、皮肤出汗、寒战、手足心发冷或出汗等。

(二) 焦虑的心理护理

1. 开展健康宣教,提供心理支持　根据患者的信息需求、理解能力等具体情况,有针对性地开展健康宣教,耐心向患者解释疾病的病因、特点和转归,特殊检查的目的和过程,缓解患者因疾病知识缺乏而引起的焦虑。鼓励患者表达焦虑感受,讨论处理焦虑的方式,帮助患者获得家人、朋友的支持。

2. 放松训练　在医生的指导下进行放松训练,帮助患者放松心情,如肌肉放松、腹式呼吸放松、想象放松及转移注意力等。

3. 药物干预　必要时运用抗焦虑药物。

考点：焦虑的心理护理

练一练　体验腹式呼吸放松

教师讲解腹式呼吸的方法及要领，学生进行腹式呼吸放松练习。

二、恐　　惧

恐惧是患者面临某种具体而明确的威胁或危险时所产生的一种负性情绪体验，并伴有回避意愿和行为。引起恐惧的因素是多方面的，但关键还是个体自身缺乏处理可怕情境的能力。例如，患者突然生病住院，熟悉的情境发生了变化，失去掌握、处理的办法时，就会产生恐惧。医院的特殊气氛如洁白肃穆冰冷的环境、抢救患者的紧张气氛，临床的特殊检查和手术如骨髓穿刺、胃肠镜检查等，患有预后不良或危及生命的疾病都会给患者带来恐惧感。

（一）恐惧的评估

恐惧主要表现为对某种特定对象和威胁而产生的异常强烈、不必要的恐惧或紧张不安的情绪体验，常伴有回避行为。恐惧的特点是对发生的威胁表现出高度的警觉，如果威胁持续存在，可发展为难以控制的惊慌，严重者出现激动不安、哭、笑、思维和行为失去控制。恐惧时常见的生理反应包括心跳加速、血压上升、口渴、出汗和发抖等自主神经症状。

（二）恐惧的心理护理

1. 建立良好的护患关系　关心、体贴患者，耐心、细致地与患者交流，分析引起患者恐惧的原因，有针对性地进行心理护理。向患者介绍医院环境和规章制度，消除患者对医院的神秘感和恐惧感。如果患者不明病情，将小病视为重病，应告知其疾病的基本知识，解除心理负担。如果患者确实身患重症，应根据具体情况选择是否告知患者，使用肯定、支持、鼓励的保护性语言，增强患者战胜疾病的自信。

2. 增强安全感　帮助患者消除危险情境，在预计患者可能产生恐惧之前，主动把可能带来的痛苦和威胁予以适当说明，尊重患者的习惯并满足其合理要求。

3. 暗示与保证　当患者面临恐惧情境时，对患者要和蔼可亲、沉着稳定，一举一动都要给患者以安全的暗示和保证。

4. 行为干预　通过指导患者进行放松训练来缓解恐惧心理。

三、抑　　郁

抑郁是一种以情绪低落为特点的消极情绪状态，常与患者的可能或实际丧失有关。患者主要表现为情绪低落、兴趣下降，在原有疾病的基础上主诉身体不适、失眠等。

（一）抑郁的评估

1. 情绪低落　表现为显著而持久的情绪低落，轻者自觉高兴不起来，严重者悲观绝望，感到活着没有意思，不如一死了之。

2. 思维迟缓　联想抑制和困难，联想的速度减慢和数量减少，表现为语速慢、语量少、语音低，反应迟钝，自觉脑子变慢了。

3. 活动减少　动作缓慢，生活被动，不想做事，常闭门独居、回避社交，严重者日常生活也不能料理。

4. 躯体症状　主要表现为睡眠障碍、乏力、食欲减退、体重下降、头晕头痛、便秘等。

（二）抑郁的心理护理

1. 提供信息，心理支持　通过倾听、解释、指导、安慰、激励等方法，让患者感觉到关心和真诚，帮助患者逐步了解疾病及转归，鼓励患者主动表达自己的情绪和不愉快的感受。

2. 通过认知指导、想象放松、音乐治疗等多种方法帮助患者缓解抑郁。

四、疼　痛

疼痛是个体对现实刺激和已存储的经验相互作用而产生的主观感受，是原始的心理防御机制。它是许多疾病的常见临床症状，是机体组织受到损害的信号，人们普遍有过疼痛的体验，除一些生理性疲劳引起的疼痛，更多的疼痛是由疾病引起的。美国将疼痛列为临床第五大生命体征。所以，疼痛的心理护理是护理工作最重要、最急迫的任务之一。

（一）疼痛的评估

1. 疼痛的心理特点　急性疼痛引起的心理反应最常见的是焦虑和恐惧，长期慢性的疼痛折磨容易使人产生悲观绝望，甚至轻生的意念，而这种心理状态又会降低疼痛耐受力，加重疼痛反应。疼痛与组织损伤有关，但又与创伤程度不成正比，有时，没有任何组织损伤的个体也可以有疼痛的体验。

2. 影响疼痛的因素

（1）过去经历：个体早期生活经验中获得的关于环境的刺激对痛知觉具有重要意义，如幼儿期的疼痛经验可影响到成年后对疼痛的感知和耐受性。曾经反复遭受疼痛折磨的人会对疼痛产生恐惧心理，对疼痛的敏感性增强。

（2）认知评价：个体对疼痛的认知评价可以通过情绪和行为而影响对疼痛的感觉。如患者从小就接受“不听话就打针”的恐吓教育，注射引起的疼痛在头脑中根深蒂固，真正接受注射时，紧张、恐惧就会随之而来，并验证了注射的疼痛感。

（3）注意力：个体对疼痛的注意程度会影响对疼痛的感觉。当注意力高度集中于某件事时，疼痛可以减轻或消失。

（4）情绪：积极的情绪可以减轻疼痛，消极的情绪可以加剧疼痛。

（5）个性：性格外向及稳定型的人痛阈高，对疼痛的耐受性也强。内向和神经质的人对疼痛较敏感，易受他人的暗示。

（6）社会文化：不同的社会文化背景下，人对疼痛的感受和表达方式也会有所不同。在推崇勇敢和忍耐的社会文化背景中，人更能耐受疼痛，患者的文化修养也会影响其对疼痛的耐受性。

想一想：你是否曾有疼痛的经历？疼痛时你出现了哪些心理反应？你期待护士给你哪些指导及帮助？

（二）疼痛的心理护理

1. 减轻患者的心理压力　与患者建立相互信赖的友好关系，使患者感受到护士的关爱，可协助其克服疼痛；耐心倾听、鼓励患者表达疼痛的感受，以同情、安慰和鼓励的态度理解患者疼痛时的行为反应。在获得患者充分信任的基础上，向患者解释疼痛的原因及规律性，以减轻患者的焦虑、恐惧及抑郁情绪。

2. 分散注意力　分散患者对疼痛的注意力，可使其疼痛处于抑制状态，减轻其疼痛的感受强度。如可组织患者参加听音乐等感兴趣的活动，优美的旋律对缓解疼痛、减轻焦虑和抑郁均有效；又如给患者打针时边与其交谈边注射或轻柔地局部按摩，也可分散患者的注意力，对减轻注射所致疼痛具有良好的效果。

3. 积极暗示　消极暗示可引发或增加疼痛，积极暗示却可消除或减轻疼痛。采用积极暗示可使患者放松、消除紧张，对减轻疼痛或止痛有良好效果。故采用安慰剂，或合理利用某些医生的权威均可有效缓解患者的疼痛。

考点：疼痛患者的心理护理

第2节　临床各类患者的心理护理

一、孕产妇的心理特点与心理护理

（一）孕产妇的心理特点

1. 妊娠期的心理特点

（1）情绪不稳定：妊娠后大多数妇女感觉到高兴和激动，但由于不知道如何适应生理变化和担心胎儿发育是否正常而表现出情绪极不稳定。

（2）焦虑、烦恼：由于频繁的恶心、呕吐、厌食和乏力等早期妊娠反应，妊娠初期会表现出焦虑不安、烦恼。

（3）恐惧、害怕：先兆流产或习惯性流产的孕妇，因担心流产，阴道稍有出血就会极其恐惧。

2. 分娩期及产褥期的心理特点

（1）紧张、恐惧：由于产妇对分娩机制不了解，会出现紧张、恐惧，担心生产是否顺利，害怕疼痛、出血，担心发生母婴意外，担心孩子畸形等。

（2）疼痛：初产妇、经产妇都希望分娩时及产后尽量减轻疼痛。

（3）疑虑：产后的腹痛常会引起产妇的疑虑，担心发生意外。

（4）抑郁：有些产妇可能会出现不同程度的抑郁。

（二）孕产妇的心理护理

1. 妊娠期的心理护理

（1）耐心、细致地向孕妇解释，恶心、呕吐是妊娠初期正常的生理反应，多在妊娠第12周左右自行消失，鼓励孕妇进食，保持情绪稳定。

（2）讲解胎儿的宫内生长发育规律、妊娠期特点和可能出现的征象，减轻妊娠期由于健康知识的缺乏而产生的焦虑、恐惧。

（3）向习惯性流产的孕妇说明流产的可能原因，情绪紧张、焦虑不安可能会引起子宫收缩，造成流产。

（4）根据不同孕妇的性格特征，有针对性地进行心理疏导，解除孕妇的思想顾虑，增强自信心。关心体贴孕妇，使孕妇保持心情愉快，建立最佳的身心状态。

2. 分娩期的心理护理

（1）做好"分娩生理"的健康教育：向产妇讲解产程各阶段的特点和可能遇到的问题、分娩与宫缩的关系，消除产妇的紧张恐惧心理。

（2）减少不良刺激：在未正式进入产房前，尽量让产妇待在休养室，以免待产妇之间相互影响产生不良刺激，通过给产妇听轻音乐等方式，转移其注意力。

（3）建立融洽的护患关系：护士态度和蔼、言语诚恳，耐心听取产妇的感受，了解心理动态，密切观察产程进展情况，安慰、鼓励并指导产妇进行无痛分娩。

（4）指导产妇产后活动：如产后哺乳、产后起床活动等。鼓励产后6小时翻身、12小时下床适当活动，以帮助宫缩，促进恶露排出。

二、手术患者的心理特点与心理护理

手术是目前治疗许多疾病的重要手段。一方面，手术会给绝大多数接受手术的患者带来康复，另一方面手术过程又存在威胁患者生命安全的潜在危险。因此，手术对患者无疑是一种强烈的精神应激源，造成患者在手术的不同时期出现不同程度的心理反应。

（一）手术患者的心理特点

1. 术前

（1）焦虑、恐惧：由于患者对疾病和即将进行的手术缺乏认识，因此焦虑和恐惧是手术前患者普遍存在的问题,患者会担心手术是否顺利,术后有无并发症,害怕疼痛、出血、意外、残疾、死亡等。

(2) 依赖心理:患者渴望有医术高明的医生为自己做手术,期待有经验丰富的护士照护自己,因此往往会对医护人员产生依赖心理。

(3) 自责心理:部分患者会担心自己的疾病给家庭带来沉重的心理与经济负担,从而出现内疚、自责心理。

情境案例 11-1

患者:老王,男性,65 岁,因"反复上腹痛一个多月"入院诊治。

护士:小丽,内科护士。

(场景:某医院内科住院部。)

护士:"王老伯,您住这个病房,医生等一下要检查您的身体,请您在这儿等候。"

王老伯:"知道了。"

一个多小时过去了,没有任何人过来跟王老伯说一句话。他躺在病床上一边等医生来检查一边想:自己的病是怎样的,不知能否治好,想出去给儿子打个电话,但又不敢离开,一副不知所措的样子。

2. 术中　大多数患者经过术前的健康教育,能在术中配合医生。但也有部分患者对手术室的特殊环境、气氛、医务人员的交谈极为敏感,容易产生紧张、恐惧、孤独、抑郁等不良情绪反应。

3. 术后

(1) 烦躁、抑郁:手术后尤其是经历大手术后的患者,醒后尤其渴望知道自己的真实病情、手术过程是否顺利和手术效果如何。手术初期由于切口疼痛、躯体不能自主活动,容易产生焦躁不安的心情,手术后期疼痛缓解后,患者又担心术后的恢复问题,对于那些接受截肢、器官移植、生殖器官手术及女性乳房切除的患者,可能会出现抑郁情绪,主要表现为不愿说话、不愿活动、持续疼痛、食欲减退和睡眠障碍等。

(2) 角色行为强化:有些患者因为手术刺激,强化了患者角色,从而出现退化现象,表现为对疼痛反应强烈、疼痛时间延长、对不良刺激的耐受性降低、依赖心理增强。

(二) 手术患者的心理护理

1. 术前心理护理

(1) 提供信息:耐心与患者交谈,了解其心理问题及手术动机,为其提供手术相关信息。①详细介绍病情,阐明手术的重要性及必要性,帮助患者了解手术目的、程序;②介绍医院的技术水平,尤其就手术安全性问题给予恰当的解释,使患者产生安全感;③提供有关医院规章制度的信息,使患者对术后生活做好准备。

(2) 指导患者进行放松练习:放松训练可以从行为上缓解患者的焦虑和紧张,护理人员可以帮助患者进行一些简单可行的放松练习,如深呼吸、肌肉放松、想象放松等。

(3) 发挥社会资源的作用:安排家属、朋友及时探视,引导他们安慰和鼓励患者,增强其战胜疾病的信心。条件许可时,可安排患者与已手术并成功的患者同住一室,充分利用病友间的相互交流达到榜样示范作用。

2. 术中心理护理

(1) 语言轻柔,安慰患者:医生、护士、麻醉师为患者做术前准备和术中操作时,要态度和蔼、语言轻柔。对意识清楚的患者,密切观察情绪变化,及时给予心理安慰。

(2) 增加安全感:医护人员手术过程中沉着冷静、举止大方、动作轻稳,操作中全神贯注,不谈笑风生,避免不必要的谈话,增强患者的信任感和心理安全感。

(3) 减少不良刺激:器械操作要轻,尽量不出声响,污染或有血迹的敷料摆放有序,尽量不让患者看见,无影灯不要直射患者面部,手术结束后告诉患者病灶已切除,避免一切不良刺激。

3. 术后心理护理

(1) 及时告知手术效果:当患者回到病房或是从麻醉中刚刚醒过来,医护人员应立即告诉他手术进行得很顺利。

(2) 帮助患者缓解疼痛:患者术后的疼痛与手术部位、切口方式、镇静剂应用、个体的疼痛阈值、耐受能力、疼痛的经验有关,而注意力过度集中、情绪过度紧张、意志力薄弱,烦躁和疲倦、噪声,强光和暖色都会加剧疼痛。医护人员应体察和理解患者的心理,从每个具体环节来减轻患者的疼痛。

(3) 帮助患者克服抑郁反应:术后患者平静后易出现抑郁反应,护士应准确地分析患者的性格、气质和心理特点,注意他们不多的言语含义,主动关心和体贴他们,使他们意识到既然已顺利度过手术关,就要争取早日恢复健康。

(4) 鼓励患者积极对待人生:对预后不良的患者,不宜直接把情况告诉他们。有一部分患者手术后带来部分机体生理功能的破坏(如胃切除)或残缺(如截肢),造成躯体缺陷的患者可能会产生心理缺陷,尤其是人生中的突然致残,会给患者心理上带来巨大的创伤,所以对可能致残的患者,护士术前要交待清楚,并给予同情、支持和鼓励,让他们勇敢地面对现实、接纳现实。

考点:手术患者的心理护理

情境案例 11-1 分析

患者突然遭遇车祸,对股骨骨折和即将进行的手术缺乏正确的认识,因此出现各种心理变化,表现为焦虑、恐惧和自责,担心可能会出现截肢的严重后果,担心疾病给自己和家庭带来沉重的负担。

作为护士,应该向患者详细介绍病情、手术方式和目的、手术安全性等情况,引导、鼓励患者坚强地面对疾病和手术,增强战胜疾病的信心。

护考链接

手术患者醒来后护士首先要做的是 A. 询问患者感受 B. 告知手术效果 C. 帮助患者缓解疼痛 D. 提供信息支持 E. 给予药物治疗

解析:手术后尤其是经历大手术后的患者,醒后尤其渴望知道自己的真实病情、手术过程是否顺利和手术效果如何,因此护士最先应做的事情是告知手术效果。正确答案为 B。

三、急危重症患者的心理特点与心理护理

急危重症患者指那些发病急、病情重,而且需要紧急抢救的患者。这类患者大多数一入院即进抢救室,抢救室的各种仪器、医护人员紧张严肃的面孔,大出血、窒息、剧痛等症状使意识清醒的患者容易产生焦虑、恐惧、抑郁、依赖的心理,做好此类患者的心理护理,是救治成功的重要因素之一。否则,重度躯体损害与不良心理反应交互作用,会导致非常严重的后果。

(一) 急危重症患者的心理特点

1. 初期恐惧与否认 大部分患者在进入监护病房前期,出现明显的紧张、恐惧、睡眠障碍,否认自己患病或不认可疾病的严重程度。

2. 中期抑郁 进入监护病房中后期,部分患者开始出现悲观失望、抑郁的消极情绪,对一切事物都不感兴趣。

3. 撤离焦虑 当病情稳定需要离开监护病房时,许多患者由于缺乏足够的心理准备,担心离开监护室不安全而产生烦恼、焦虑反应。

(二) 急危重症患者的心理护理

1. 消除负性情绪 热情接待,礼貌询问患者或家属病情,沉着冷静、有条不紊地进行抢救和护理工作,给予肯定性的保证、支持和鼓励,以增加患者的安全感和对护士的信任感。充分理解患者的恐惧、退缩行为,不训斥患者,使其感受到医院的温暖、安全。鼓励患者合理宣泄,向护士或亲友倾诉烦

恼,以缓解心理压力,稳定情绪。告诉患者家属在患者面前保持镇定的重要性,要求尽量不在患者面前流露悲伤情绪,以免增加患者的心理负担。

2. 消除依赖心理　患者习惯了抢救的情形和环境,会对医生、护士、亲友的特别照顾产生依赖性。对此,护士要帮助患者形成明确、有积极意义、可实现的目标,使他从实现目标中获得自信和成就感,采取积极的应对策略。对于即将撤离监护室的患者,护士应做好告知解释工作,以解除后顾之忧,减轻患者的撤离焦虑。

3. 提供健康咨询　对因病情重、疾病反复而对治疗失去信心的患者,护士应尽可能多地接触患者,了解患者的心理问题及心理需求,及时反馈病情诊断、治疗等方面的信息,向患者解释病情的发展及预后,减少来自家属、病友方面的消极暗示,以缓解患者的抑郁情绪,增强战胜疾病的信心。

考点:急危重症患者的心理护理

四、慢性病患者的心理特点与心理护理

患者的病程超过 3 个月、症状相对固定者称为慢性病患者。慢性病患者因为需要承受长期的病症折磨,经历漫长的病程所以往往产生极为复杂的心理活动。

(一) 慢性病患者的心理特点

1. 沮丧消极　慢性病患者因为长期经受疾病的折磨,反复求治疗效不佳,极易产生沮丧、消极的情绪,随着病程进展,自信心和自我价值观丧失,甚至出现悲观厌世心理。

2. 猜忌多疑　由于疾病久治不愈,如果不能及时准确获取疾病的相关信息,患者可能会对疾病的治疗和预后过分担忧,毫无根据地做出病情加重或预后不佳的主观判断,甚至猜忌自己患上不治之症。

3. 习惯化心理　长期沉浸在患者角色中的慢性病患者,会在心理上对某些药物、医护人员的治疗与护理产生依赖心理,回避现实,形成患者角色的习惯化。

(二) 慢性病患者的心理护理

1. 改善患者的认知,鼓励患者树立信心　护士要关注患者的心理变化,耐心解释和诱导,说明连续治疗的重要性,让患者认识到心理上重视治疗,情绪上保持乐观对促进健康的重要意义,以此来帮助患者正确地对待疾病,激发他们的治愈信心,努力改变他们的不良心境。

2. 提供良好的心理环境　护士向患者说明疾病演变过程的复杂性,及时将治疗好转的信息反馈给患者;交谈中,应用积极的暗示性语言,引导患者多想高兴的事,谈高兴的事,避免恶性刺激影响患者情绪;满足患者获取信息的需求,消除患者的疑虑;为患者创造舒适、安静、安全的休养环境,稳定患者的心态;鼓励患者适当活动,减轻负面情绪的干扰。

3. 促进患者产生康复动机　在护理慢性病患者时,护士要注意采取心理康复的方法,消除患者心理行为上的习惯化倾向。如通过解释工作,促进患者产生康复动机,鼓励患者进行独立活动或同其他患者一起进行活动,让患者摆脱依赖的行为倾向。

考点:慢性病患者的心理护理

五、肿瘤患者的心理特点与心理护理

恶性肿瘤一直以其高病死率令人“谈癌色变”。尽管随着医疗技术的不断进步,恶性肿瘤患者的存活率和临床治愈率明显提高,但患者仍因为面临死亡威胁而承受着巨大的心理压力。研究表明:恶性肿瘤患者的心理活动、情绪好坏、生活态度等,对疾病的转归与康复有着至关重要的作用。

(一) 肿瘤患者的心理特点

1. 发现期　初期会产生极度的恐惧心理和急于求证的焦虑情绪,表现为四处求医,到处检查。

2. 确诊期　一旦被确诊为恶性肿瘤,患者会经历如下心理变化。

(1) 休克-恐惧阶段:认为被判了死刑,表现为心慌气短、惊恐万状、烦恼不安、悲伤痛哭、茶饭不思等。

(2) 否认-怀疑阶段:怀疑诊断的正确性,不断寻求医疗帮助,极力否认恶性肿瘤的诊断结果,表

现为紧张、坐卧不安。

(3) 愤怒-沮丧阶段:一旦证实诊断,会出现愤怒、沮丧、易发脾气、悲观绝望的情绪反应,甚至出现自杀意念和行为。

(4) 接受-适应阶段:经过内心的挣扎,终于以平静的心情接受现实,但出现抑郁和悲伤的情绪反应。

3. 治疗期　由于病情变化和治疗不良反应的出现,患者可出现复杂的心理反应。手术治疗者,可出现缺失感;放疗、化疗治疗者,出现严重的"趋-避"式冲突;不良疗效又会让患者对治疗失去信心,加重悲观情绪,产生预期性死亡焦虑。

知识拓展

积极心理状态是战胜癌症的要素

《吉尼斯世界纪录大全》记录了美国电气技师詹逊接受手术889次的世界纪录。30年前,他罹患皮肤癌,并相继扩展到骨骼和内脏,他因此一次一次接受手术,脸部、颈部、手臂、背部、脑部和胆囊均有手术痕迹。他是世界有名的明尼苏达州梅奥(Mayo)诊所的长期患者,医生准备在他去世后研究他的遗体,但这种想法迄今并未实现,因为他还健在,还在继续创造世界纪录。30年来,詹逊坦然面对疾病,从不让死亡阴影笼罩自己,这种心态显然是他战胜癌症的一个重要因素。

(二) 肿瘤患者的心理护理

1. 慎重告知诊断　对已确诊为癌症的患者,医护人员及家属应根据患者的人格特征、适应能力、病情轻重、病程及对癌症的认识等,慎重决定是否告知患者真相及告知的时间和方法。

2. 协助行为矫正　研究证明,C型行为特征与患癌症有很高的相关性,心理护理还应配合医生做好患者的行为矫正。护士可通过了解患者的生活方式、行为习惯,与患者共同分析其生活方式、行为,使患者认同不健康生活方式及行为的危害性并加以矫正,做到生活有序、身心松弛、情绪乐观。

3. 积极心理暗示　乐观抗争癌症的个体,携癌生存或延长生命的机会更多。护士应告诉患者:虽已身患病症,但其免疫系统仍在与癌症抗争,这不仅可使患者由消极被动治疗转变为积极主动治疗,还可提高患者战胜疾病的勇气和信心。

4. 纠正错误认知　虽然"癌症不等于死亡"的理念已为不少人接受,然而谈癌色变却仍然很普遍。大量研究表明,凡能正确认识癌症,保持良好心态的癌症患者,5年生存率显著提高。故纠正患者对癌症的错误认知,乃维持其乐观情绪的第一要素。

5. 给予信息支持　在癌症的不同阶段给予患者不同信息支持;如诊断后,患者需要关于疾病预后、治疗等信息支持;晚期、临终阶段,患者需要情感的支持。在癌症的不同阶段、根据患者不同需求给予信息支持,可消除患者的恐惧绝望情绪,恢复心理平衡。

6. 榜样示范　病友的榜样示范作用,对增强患者抗击癌症的决心具有非常重要的作用。护士可组织患者与"抗癌明星"座谈,请"明星"讲述其与癌症抗争、身体康复的经历与经验,使患者能从"明星"的现身说法中获得巨大的心理支持和情感鼓励。

考点:癌症患者的心理护理

护考链接

已确诊为癌症的患者应如何告知其病情　A. 马上告知　B. 隐瞒到底　C. 交由家属决定　D. 视患者具体情况决定　E. 婉转暗示

解析:恶性肿瘤诊断明确后,有些患者一旦得知真相,可能会极度恐惧、紧张、悲观、失望,改变全部的生活规律,因此,护士应根据患者的人格特征、病情轻重、病程及对恶性肿瘤的认识与家属商讨,慎重决定是否告知患者病情。正确答案为D。

六、传染病患者的心理特点与心理护理

传染病是由病原体引起的能在人群、动物或人与动物之间相互传播,造成流行的疾病。患者被确

诊为传染病后，不仅要蒙受疾病折磨，还要接受隔离治疗。隔离会剥夺人的爱与归属需要、社会需要，由此可造成强烈的心理变化。

（一）传染病患者的心理特点

1. 自卑孤独　传染病患者会在心理和行为上主动与人划清界限，不愿与人接触，不主动与医护人员说话，往往有无聊、度日如年的感觉。

2. 回避心理　竭力回避疾病名称，不能理直气壮地告诉别人自己所患疾病，而是躲躲闪闪，唯恐被人鄙视和厌恶。

3. 愤懑情绪　悔恨自己粗心大意，抱怨别人传染给自己，甚至怨天尤人，认为自己倒霉，并迁怒于他人。

（二）传染病患者的心理护理

1. 科学认识传染病　护士应理解传染病患者的心理变化规律，告知患者疾病的特性、传播途径、预防措施和隔离目的，指导患者以科学的态度认识传染病的危害性和隔离意义，自觉遵守隔离制度，逐渐适应隔离生活，积极配合治疗和护理，争取早日康复。

2. 提供良好的医疗环境，创造探视条件　为患者提供良好的医疗环境，提供电视、书报、棋具等娱乐工具，合理安排饮食，适当增加探视次数，采用电视探视等形式，满足患者的爱与归属、社会交往和探视需要，减轻或消除患者与世隔绝的内心体验。

3. 树立信心，战胜疾病　护士应多与患者交流，热情开导，积极帮助他们解决困难，鼓励患者摆脱消极情绪，增强与疾病斗争的信心和勇气，以积极向上的态度战胜疾病。

七、临终患者的心理特点与心理护理

生老病死是每个人都必然要经历的过程，得知自己将不久于人世，对每个人而言都是一个巨大的打击，面对死亡这一巨大的心理应激，患者会有种种的心理反应。

（一）临终患者的心理特点

美国医学博士布勒·罗斯经过多年的临床观察，将临终患者的心理发展分为五个阶段（图 11-1）。

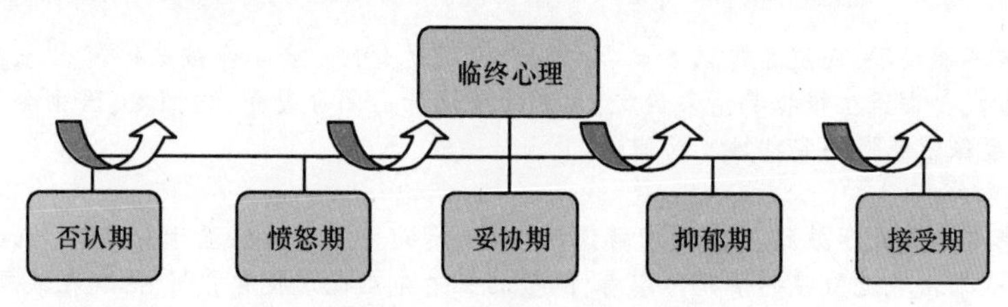

图 11-1　临终心理变化

1. 否认期　当患者获知自己将不久于人世时，常常会否认自己病情严重，或对可能发生的严重后果缺乏思想准备，认为这是不可能发生的事。否认机制可以掩饰患者内心的痛苦，缓冲心理应激，患者在这一阶段怀着侥幸心理去各大医院重复检查，试图否认诊断。

2. 愤怒期　当患者意识到死亡已无法避免时，表现出烦恼、愤怒、怨恨，拒绝治疗，甚至敌视周围的人，对医护人员和家属百般挑剔，对医院的食物、治疗和护理等都表现出不满，这是无助自怜心理的表露。

3. 妥协期　患者由愤怒期转入妥协期，不再怨天尤人，内心变得平静、顺从，能够配合医护人员的治疗，期待通过治疗缓解症状、延长生命，幻想有奇迹发生，期待有特效治疗能够挽回生命。

4. 抑郁期　当身体状况日趋恶化，患者意识到治疗无望，表现出极度的伤感、无助和失落，常会默默哭泣，不愿多说话，并急于向亲人交代后事，留下遗嘱。

5. 接受期　这是临终患者的最后时刻，患者心情平静，对死亡做好了充分准备，不再呻吟，不再害怕，安详、坦然地接受死亡。

（二）临终患者的心理护理

1. 否认期的心理护理　护士应理解和支持否认的保护性作用，不要揭穿患者的防御机制，不要强求患者面对现实，劝说家人顺应患者的内心需要，这既是对患者的尊重，也可以使患者在心理上得到一定程度的安宁。根据患者对自己病情的认识程度，耐心倾听患者的诉说，使之消除被遗弃感，缓解心灵创痛，时刻感受到护士的关怀，并因势利导、循循善诱，使患者逐步面对现实。

2. 愤怒期的心理护理　护士应宽容、大度，对患者的愤怒表示接纳和理解，千万不能把患者的攻击记在心上，更不能予以反击。要充分理解患者的愤怒是在发自内心的恐惧与绝望，宣泄内心的不愉快。此时对患者要更加真诚和体贴，要疏导发怒的患者，必要时辅助药物，帮助平息愤怒情绪。在此期，要多陪伴患者，保护患者的自尊，尽量满足患者的心理需要。

3. 妥协期的心理护理　处于妥协期的患者，正在用合作、友好的态度试图推迟死亡期限，尽量避免死亡的命运。此时，护士可以选择恰当的时机与患者进行生命观念、生命意义等问题的讨论，了解患者对于生与死的态度和当前的想法，同时也可以有针对性地安慰患者，并且尽可能满足患者的各种需求，努力为患者减轻疼痛、缓解症状，使患者身心感到相对地舒适，创造条件让患者舒适地度过生命的最后时光。必要时配合药物，以控制症状、减轻痛苦。

4. 抑郁期的心理护理　护士应当认真评估患者的抑郁情况，给予同情和照顾，尽量满足患者的需求，做好生活照料，允许患者以不同方式宣泄情绪；当患者谈及死亡等内容时，家属和医护人员应当耐心倾听，给予及时而准确地回应；应让其家属多探望和陪伴，使患者有更多的时间和自己的亲人在一起；尽量帮助患者完成他们未尽的事宜，顺利度过抑郁期，防止自杀、自伤等严重行为的发生。

5. 接受期的心理护理　患者处于接受期阶段，能够理性地思考即将到来的死亡，对自己的身后之事也能够理性地一一安排。此时护士应该尊重患者的选择，尊重患者的信仰，让家属有更多陪伴患者的机会，不要勉强与患者交谈，不过多打扰患者，给予最大支持，保证患者临终前的生活质量，而且应安排安静、舒适、单独的环境，加强生活护理，使患者在良好的护理服务中安详、安静地告别人间，使患者带着对人间的满足走向生命的终点。

考点：临终患者的心理护理

情境案例 11-1 护患对话

患者：“护士，我的腿不能动了，还流了那么多血。到底严重不严重啊？会不会被截掉啊？”

护士：“先生，手术方式要由医生根据病情来确定，常见的是切开后闭合复位、内固定，医生会尽全力帮您复位骨折、最大限度保留您腿的完整性及功能的。”

患者：“那会不会出意外啊？”

护士：（微笑，轻拍患者肩膀表示鼓励）“我能理解您的心情，您的主刀医生经验十分丰富，他已做过几百例您这样的手术，从未出现过截肢的情况。您看，隔壁的王老先生也是股骨骨折，他现在恢复得很不错呢。”

患者：“真的啊？”（目光转向王老先生）“王老，你当时也像我这么严重吗？”

患者王先生：“是的。”（微笑着点头）

第 3 节　临床各年龄阶段患者的心理护理

患者心理活动的复杂性与其年龄增长成正比，患者心理活动的外显性与其年龄增长成反比。处于不同年龄阶段的患者有其不同的心理特点，我们在面对不同年龄阶段的患者时，应该注意患者的哪些心理特点，应该采取哪些心理护理措施来满足患者的心理需要？

情境案例 11-2

患者：小林，女性，6 岁，因“发热咳嗽 3 天”入院住儿科。

护士：小李，儿科护士。

（场景：入院第一天，护士小李为小林静脉输液未一针见血。第二天，护士小李再次来到病房，准备为小林进行静脉输液，小林一看到护士将溶液瓶挂上输液架，就开始大哭大闹，不愿意伸出手来。）

一、儿童患者的心理特点与心理护理

儿童不同阶段心理活动特点不同，应根据患儿不同年龄阶段的心理活动特点，采取有针对性的心理护理措施。

（一）儿童患者的心理特点

1. 分离性焦虑　患儿对疾病和住院缺乏基本的认知，一旦来到医院这个陌生的环境，便会产生被父母遗弃的恐惧心理。特别是 4 岁以前的儿童，住院后无父母陪伴，容易产生分离性焦虑，表现为哭闹、烦躁不安、不能入睡、拒食和拒绝治疗。

2. 恐惧　初次入院的患儿，看到穿着白大褂的医生和戴着口罩的护士，常会吓得大哭，或躲在亲人的怀里；各种注射和操作带来的疼痛会令其紧张不安。

3. 被动性依赖　部分患儿在住院后表现出行为退化，如尿床、吸奶头、撒娇等，自己能做的事也不去做，完全依赖护士或父母。

（二）儿童患者的心理护理

1. 婴儿的心理护理　患儿身患疾病，蒙受着生理的痛苦与折磨，更需要亲人的支持，最好允许母亲陪护，有条件的医院还可设立母子病房，以满足患儿的生理和心理需求。身体接触和抚摸是婴儿很重要的心理需要。住院后，护士应兼护士与母亲的角色于一体，如经常把婴儿抱一抱、拍一拍，或抚摸头部、后背，与他们讲话、微笑等，这些都能使患儿大脑的兴奋与抑制变得十分和谐、自然，产生如同母亲在身边一样的安全感和依恋感，帮助患儿适应环境，消除不良情绪。同时，对疾病的迅速康复也有积极的意义。

2. 幼儿的心理护理　此年龄段患儿已开始懂事，护士应主动接近，帮助他们熟悉环境，为他们介绍小伙伴，设法解除患儿的紧张、不安情绪。护士对有退化行为的患儿要倍加关照，对尿床、尿裤的患儿不要责备和讥笑，以免引起紧张和自卑，要及时为他们更换衣裤、被褥，使他们摆脱困境，并注意训练他们的排尿习惯。

3. 学龄儿童的心理护理　此年龄段患儿已经有了一定的生活常识，懂得打针吃药的意义，在就医时常常能很好地配合。入院时可以告诉他们生病、住院、治疗的大概情况，并动员家长配合，让孩子理解治疗疾病的重要性，为他们顺利入院和安心治疗做好心理准备。在患儿住院期间，可根据病情适当组织一些有趣味的娱乐活动，如讲故事、唱歌等，以调节他们的精神生活，消除住院生活的枯燥乏味感。还应注意培养患儿的良好情感，在医院集体生活环境中，要提倡病友之间相互帮助、团结友爱。对他们的优点、好人好事要及时肯定和表扬，强化他们自尊、自爱的心理。

4. 对患儿父母、亲属进行心理支持　目前我国的儿童大都是独生子女，一旦生病，父母格外紧张甚至焦虑，他们对患儿过分照顾，夸大病情，对医护人员提出过高要求，一旦认为治疗与护理有不足之处，容易焦急、不满。父母的紧张和焦急会感染患儿，增加患儿的心理负担，出现情绪和行为的变化。因此护士不但要了解患儿的心理特点，还要对患儿的家长进行宣教、指导和支持，帮助家长了解病情，正确对待患儿疾病变化，取得家长的配合和支持。

考点：儿童患者的心理护理

情境案例 11-2 分析

儿童年龄小，对疾病缺乏认识，见针就哭，尤其是患儿如果既往有过穿刺失败的经历，更易对打针产生恐惧心理，再次遇到同样情景时，情绪激动，动作反应大，不配合护士。护士应根据患儿的心理特点，采用夸奖、表扬的语言引导患儿转移注意力，消除恐惧心理，提高痛阈。

二、青年患者的心理特点与心理护理

青年人的情绪强烈而不稳定，有时欢快有时忧愁，容易从一个极端走向另一个极端，对待疾病也是如此。因此，掌握青年患者的心理特点，才能有效地为其提供心理护理。

（一）青年患者的心理特点

1. 震惊　青年人正处于朝气蓬勃的时期，对生病住院这一事实格外震惊，否认自己有病。

2. 主观感觉异常　青年人活泼好动，住院后活动受到限制，主观感觉异常敏锐、好奇，顾虑很多。

3. 情绪不稳定　情绪反应强烈而不稳定，病情稍有好转就盲目乐观，不认真吃药、不认真执行治疗计划。但病程稍长或留有后遗症时，容易自暴自弃、悲观失望，甚至于迁怒他人，出现攻击行为。

（二）青年患者的心理护理

1. 正确对待疾病，消除忧虑　护士应当针对青年患者的性别、性格、文化水平、阅历经历等不同，向他们介绍有关疾病的知识，使他们能正确地对待自己的疾病，主动配合治疗和护理，消除不必要的忧虑。保持情绪稳定，克服焦虑和急躁情绪。

2. 消除孤独和寂寞感　青年人较注重友谊，具有向群性。根据这一特点，护士应尽量把他们安排在同一个病室，同龄人在一起，能有共同的语言和兴趣、爱好，这样能使他们之间相互交流思想、增进友谊、活跃疗养生活，有利于患者从孤独中解脱出来。护士可指导患者进行适当的娱乐活动，如下棋、听音乐、看电视、讲故事、户外散步等，以此来转移患者对疾病的注意力，激发他们对生活的情趣，消除寂寞。

3. 满足患者参与活动的需要　在允许的范围内，可让患者做一些力所能及的活动。例如，照料自己的日常生活，帮助病友做些事情，参与病区的一些公益活动等，这样能减轻患者的焦虑，又能满足患者的心理需求。

考点：青年患者的心理护理

三、中年患者的心理特点与心理护理

中年人的社会角色比较突出，既是家庭的支柱，又是社会的中坚力量，是发挥创造力，在事业上出成果的阶段，同时承受的压力和负担也比较大。当他们受到疾病折磨时，心理活动尤为沉重和复杂。

（一）中年患者的心理特点

1. 精神压力大　中年期是一生中责任最重的阶段，既希望在事业上获得成就，又希望保持家庭的稳定和谐。因此，患病后轻者焦虑、抑郁，重者悲观、激愤，既担心家庭经济生活、牵挂老人的赡养和子女的教育，又为今后能否坚持工作而担心。

2. 多疑　中年期的体力和精力都已达到顶点，一旦患病，体力减弱，感到进入衰老状态，有些人常会怀疑自己得了不治之症，对诊断和治疗颇有疑虑。

3. 行为退化　以自我为中心，希望得到医护人员的照顾，情感脆弱，好发脾气。尤其是更年期综合征患者表现尤为突出。

（二）中年患者的心理护理

1. 主动关心患者　护士应主动给患者以关心，当好患者的“参谋”和“顾问”。例如，协助患者与其工作单位、家庭取得联系，及时反映患者的需求，消除他们的后顾之忧；嘱咐家属、子女定期来医院探望，汇报工作、学习和生活等情况，减少患者的牵挂；对忧虑的患者，可向他们介绍有关疾病的诊断、转归、检查结果等，以消除患者的疑虑，增强治疗信心。

2. 尊重患者的人格　根据中年人是家庭、社会的主要角色，希望被尊重的心理特点，护士在与他们交往中，应注意尊重患者的人格。言谈有礼貌，多征求和倾听他们的意见和要求，尽量使患者满意。当患者做错事情，如不服从治疗、违反规章制度等，护士应以友好的态度加以开导或善意地进行批评，不要伤其自尊心。

3. 格外关心、体贴更年期患者　帮助患者用科学的态度正确认识更年期的生理变化，消除不必要的顾虑和思想负担，解除紧张、焦虑等消极情绪。有些患者敏感、多疑，易发生误解，护士应当体谅患者，不要与之争辩，待患者心情好转后，可通过耐心、诚恳的交谈来消除误解，应当尽量满足患者的合理要求，以期达到精神愉快、心情舒畅。

4. 创造良好的疗养环境　病室清洁、整齐、空气清新、环境安静、优美都会给患者以良好的刺激，使他们容易接受和适应医院的环境，安心疗养。

考点：中年患者的心理护理

四、老年患者的心理特点与心理护理

对老年患者实施心理护理，除了一般患者的心理护理要求之外，还要考虑到老年患者生理、心理和社会适应方面的特点，做到有的放矢。

（一）老年患者的心理特点

1. 自尊　老年人一般自我中心意识比较强，对因病而失去独立能力感到不甘心，表现为不耐烦、争强好胜、不服从安排等。

2. 失落与孤独　老年人住院后，孤独和疏离感会加重，有的沉默寡言、表情淡漠、凡事无动于衷，有的急躁易怒、易激惹、固执己见、独断专行，有的特别害怕孤独寂寞，易产生被抛弃感。

3. 恐惧　老年人对病情的估计大多比较悲观，对治疗效果缺乏信心，表现为烦躁、焦虑。当意识到病情严重而且死亡可能随时降临时，会出现恐惧不安的情绪。

4. 悲观与沮丧　老年人各系统器官功能处于衰退状态，常常深感力不从心，如果病情反复、治疗效果不明显，容易产生悲观与沮丧，表现为情绪低落、意志消沉、无故伤心落泪、不愿与人交往，对治疗失去信心，不愿接受进一步的治疗与护理。

（二）老年患者的心理护理

1. 尊重老年患者的人格　老年患者住院后的突出要求是被重视、受尊敬。对老年患者的称呼须有尊敬之意；与老年患者谈话时不要怕麻烦，要专心倾听他们的主诉，不可打断患者的谈话，不可表现出厌烦的情绪；老年患者一般都有不同程度的健忘、耳聋和眼花，护士要谅解；回答老年患者提出的询问要态度和蔼、耐心，说话速度要慢，声音要大一些。

2. 疗养环境应舒适、安全　老年患者住院后，应为他们设置一个安静、整洁、安全、舒适的疗养环境，使他们较快地适应医院生活；老年患者多行动不便，特别是对生活不能自理、丧偶或无子女的老年人，护士应倍加关心和照顾；病区应为老年患者设置一些自助设备，如扶手、手杖之类，使他们感到方便，并获得安全感及独立感；老年患者的日常用物，最好放在便于拿取的地方，使他们感到便利，不必经常求助于人。

3. 调节好患者的疗养生活　护士应善于调节患者的生活，在饮食上力求美味可口、富有营养、易于消化，使老年患者在进餐中获得宽慰。对丧偶或无子女者，要多与他们交谈，关心他们的冷暖及生活上的需要，并设法帮助解决。为活跃精神生活，可允许患者做一些安全、有趣味和力所能及的活动，如下棋、散步、听音乐、看电视等，转移对疾病的注意力。老年患者一般都盼望亲人来访，护士要有意识地建议其家人多来医院看望，带来晚辈们工作、学习等方面的喜讯，使老人得到宽慰。

4. 做好健康宣教工作　老年患者多为慢性病，因此容易对慢性病的长期性感到厌烦，产生急躁的心态。对此，护理人员应做好健康宣教工作，告诉他们慢性病的治疗特点，强调“三分靠药，七分靠养”的理念，充分调动他们的积极因素，鼓励患者在与疾病共存的时候，多进行身心休养。

5. 激发自护能力　老年患者随着年龄的增长，身体各器官的生理功能都发生了退行性变化，抗病能力下降，生理心理变化十分复杂，特别是心理状态的改变，给老年患者的自我实践活动造成了一定障碍。因此，在做好心理护理和健康教育的基础上，注意培养老年患者的自护能力，以激发其主观能动性来战胜疾病、增进健康。

考点：老年患者的心理护理

练一练　角色扮演练习老年患者的心理护理

王太太，78 岁，因慢性支气管炎住院治疗一周后病情无明显好转而拒绝服药。学生两人为一组，一名学生扮演患者、一名学生扮演护士，进行心理护理练习。

情境案例 11-2 护患对话

护士："小朋友，今天咳嗽厉害吗？"（用亲切的目光注视患儿）
患者：（使劲点头）
护士："阿姨今天给你用一个很小很细的针，轻轻地，一点都不疼，打完以后，你的咳嗽就没那么厉害了。"
患者：（哭闹）"我不打。"
护士："刚才听你妈妈说，你在幼儿园是个勇敢的孩子，拿了好多奖状，是吗？"
患者："嗯。"
护士："你告诉阿姨为什么能拿那么多奖状？"
患者：一边叙述，一边停止了哭闹。

小结

临床常见的心理问题有焦虑、恐惧、抑郁、疼痛等，这些心理问题与心理、社会等因素有关，临床护理工作中应根据这些因素制定相应的心理护理措施。临床各类患者及不同年龄阶段患者有不一样的心理特点，护士应掌握这些心理特点并应根据其心理特点有针对性地实施心理护理。

自 测 题

一、名词解释

焦虑

二、填空题

1. 慢性病患者常见的心理特点：________、________、________。
2. 临终患者的心理发展可分为：________、________、________、________、________五个阶段。
3. 儿童患者的心理特点为________、________、________。

三、选择题

1. 急重症患者由于病势凶险，最容易出现的心理反应是（　　）
   A. 震惊　B. 否认疾病
   C. 对死亡恐惧　D. 对治疗有信心
   E. 等待死亡
2. 多数老年患者自尊心强，突出的心理需求是受到医护人员的（　　）
   A. 重视和尊敬　B. 体贴和照顾
   C. 教育和指导　D. 关怀和爱护
   E. 服从和冷落
3. 慢性患者由于病程较长，症状固定或反复发作，易出现（　　）
   A. 心境抑郁　B. 揣测心理
   C. 恐惧心理　D. 乐观面对
   E. 情绪紧张
4. 青年期患者的心理特点不包括（　　）
   A. 震惊与否认　B. 寂寞与孤独
   C. 敏感与多疑　D. 失望与悲观
   E. 急躁、焦虑
5. 老年患者的心理护理措施下列哪些是错误的（　　）
   A. 不要轻易否定老年患者积累的自我保健经验和应对疾病的独特方式
   B. 对老年人的称呼应有尊重之意
   C. 组织患者参加集体活动，鼓励患者互相交流
   D. 可安排老人在室外散步、打太极拳、练气功等
   E. 减少患者亲友、老同事的看望，以免因过于激动发生意外

四、案例分析题

患者，男性，72岁，2个月前散步时感胸骨后闷痛，压榨感、不放射，一天后夜里加重，濒死感、出汗，伴牙龈痛，未用药，症状约30分钟后缓解。前日突发胸闷、气喘、不能平卧，被诊断为冠心病、陈旧性心肌梗死、高血压Ⅲ期急诊收入ICU病房。一入病房，护士小秦就走到床边一边给药一边告诉患者"我负责照顾您，有什么不舒服告诉我，这里的医生、护士会想办法帮助您的。"而患者除一直主诉难受外言语很少，表情紧张，很注意身上的监护装置。一会儿，患者自言自语道："这次我怕是过不去了。"接着又问护士："护士，我家里人在吗？"

1. 患者有哪些心理反应？
2. 若你是小秦，你准备采用何种心理护理措施来帮助患者？

（陶凤燕）

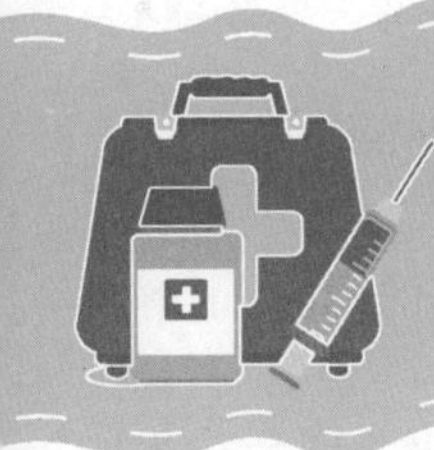

实验实训指导

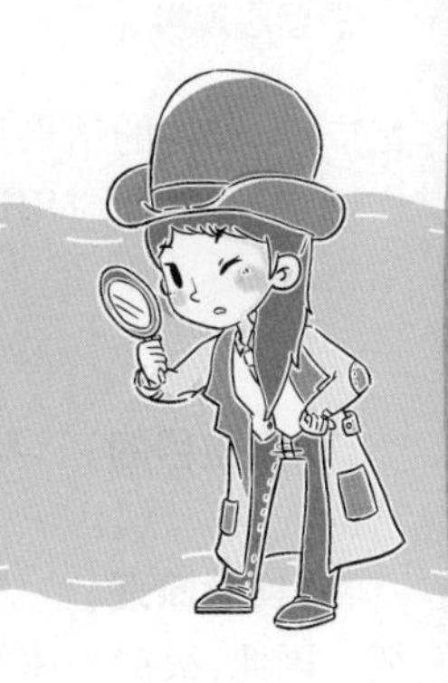

实验实训一　记忆广度实验

【实验目的】　测量个体短时记忆广度。

【实验原理】　记忆广度又称为记忆范围,它指对某种材料呈现后能正确复现的数量。个人的记忆广度指标,就是个体对记忆材料呈现后能记住的最大量,反映的是短时记忆能力。在记忆广度的测试中,测试的是记忆材料的数目,而不是材料的意义,它最能体现记忆广度的特点,记忆广度是测定短时记忆能力的一种简单易行的方法。

【实验用物】　①记忆广度测试仪;②3~11 个数字串。

【实验对象】　全体学生。

【实验程序】

方法一:

1. 主试者将记忆广度测试仪调试到工作状态,让被试者先熟悉该仪器的性能,学会记忆广度测试仪的使用方法。

2. 主试者按下启动键,仪器自动呈现一组(3 位数)数字,每个数字相隔 0.7 秒(可根据需要调节),被试者依次在键盘上按下相应的数字作为回答。回答正确仪器自动记分,答错或缺位仪器会自动显示。一组完成后,再自动显示 4 位数组、5 位数组、6 位数组……直至 16 位数组。

3. 在实验过程中,被试者若连续出现 8 次错误,则仪器自动停止显示数组,表示实验已结束。记录正确反应的次数 X。

4. 主试者和被试者交换位置,重复上述实验。

5. 结果计算。

6. 结果解释。

记忆广度 F=2+0.25X,其中 2 为基数,X 为被试者正确回答的分数。

方法二:

1. 主试者于实验前先准备好 3~11 个数的数字串各一组,

如:

$$\begin{cases}8、5、2\\4、8、6\\4、3、8\end{cases}\cdots\cdots\begin{cases}7、4、9、1、3、5、6、7、8、6、2\\9、5、1、8、0、3、7、5、4、1、5\\3、6、5、8、2、9、4、1、6、2、8\end{cases}$$

2. 主试者从 3 个数字的数字串开始念,要求 1 秒钟念 1 个数字,念完一串后让被试者立即复述,接着进行下一串,一组完成后,再继续下一组,实验至某一组都未能完成为止。

3. 结果计算:每通过一组为 1 分(从 1 个数算起),一组中的一串为 1/3 分。例如,某一被试者通过 6 个数的全部(三串全通过),7 个数通过 1 串,8 个数通过 2 串,9 个数未通过,而 10 个数又通过 1 串,那么,记忆广度=6+1/3(7 个数)+2/3(8 个数)= 7,而因 9 个数都未通过,则不记 10 个数的成绩。

4. 结果解释。

【实验评析】　目前,公认的短时记忆的广度平均数为 7±2 组块。本实验测试的是个体的短时记忆广度,测得的结果只说明个体短时记忆的范围。因此,关于个体记忆能力的好坏不宜单用短时记忆广度来评价,而应用记忆的品质(敏捷性、持久性、准确性、准备性)进行综合评价。

实验实训二　气质类型调查实验

【实验目的】 本实验的目的是使学生通过气质类型问卷调查,在掌握测验方法的同时,了解自己的气质类型,认识自我,完善自我,培养健全人格。

【实验原理】 气质与高级神经活动关系密切,高级神经活动的特点使人表现出不同的行为特征。因此,根据个体的行为表现,可以判断其气质类型。

【实验用物】 气质类型问卷调查表、气质类型记分表、笔、计算器。

【实验对象】 全体学生。

【实验程序】

1. 给学生发放气质类型问卷调查表和气质类型记分表。
2. 向学生讲解测试的意义。
3. 教师用标准化指导语,阐明测试方法和注意事项。
4. 学生对问卷中各题进行评分。
5. 将各题得分计入《气质类型评分统计表》中进行统分。
6. 结果解释。

【实验评析】

1. 如果某一类气质得分明显高出其他三种,且高出4分以上,则可定为该类气质,如果该型气质得分超过20分,则为典型型,在10~20分,则为一般型。

2. 两种气质类型得分接近,其差异少于3分,而且又明显高于其他两种类型4分以上,则可定为这两种气质的混合型。

3. 三种气质得分均高于第四种,而且接近,则为三种气质的混合型。

4. 气质无好坏之分,每种气质类型都有其优势,又存在不足,在认识自身气质类型的基础上要扬其所长、克服不足,不断完善自己。

实验实训三　90项症状自评量表(SCL-90)调查实验

【实验目的】 掌握运用SCL-90对非精神科的成年来访者进行心理状态评估的方法和步骤,借助实验,可评估自身的心理健康状态。

【实验原理】 90项症状自评量表(Symptom checklist 90,简称SCL-90)。临床应用证明,该量表的评估有比较高的真实性,而且内容广,反映症状丰富。该量表能准确反映患者的病情及其严重程度,是目前心理咨询门诊中应用最多的一种自评量表,适用于一般来访者,也适用于神经症患者。

通过对总分和各因子的分析,可以判断被试者症状分布特点及自感不适的程度,为咨询和治疗提供参考。本调查采用1~5级评分制。

【实验用物】 SCL-90、计算器、笔。

【实验对象】 全体学生。

【实验程序】

1. 主试按照测验的指导语要求向被试讲解测量的基本要求,主要包括测量目的、如实作答、消除顾虑、承诺保密等。

2. 主试者指导被试者按照测验的要求具体作答,及时消解被试者作答过程中出现的疑虑,但要避免给被试者以诱导或暗示。

3. 将各题得分计入《90项症状自评量表问卷调查统计表》中并进行统分。

4. 结果解释。

【实验评析】 SCL-90的分析统计指标主要为两项，即总分与因子分。

1. 总分

(1) 总分：是90个项目得分之和，反映病情严重程度，总分变化反映病情演变。

(2) 总均分：总均分=总分/90，表示从总体情况看该被试者的自我感觉介于1~5级的哪一个范围内。

(3) 阳性项目数：指评为2~5分的项目数，表示患者在多少项目中呈现"有症状"。

(4) 阴性项目数：指评为1分的项目数，表示患者"无症状"项目的多少。

(5) 阳性症状平均分：阳性症状平均分=（总分-阴性项目数）/阳性项目数，表示每个"有症状"项目的平均得分。从中可以看出被试者自我感觉不佳的项目其症状严重程度。

2. 因子分 SCL-90包括10个因子，每一个因子反映出被试的某方面症状痛苦情况，通过该分可了解症状分布特点。

(1) 躯体化：共12项，包括1、4、12、27、40、42、48、49、52、53、56、58。主要反映身体不适感，如头痛、背痛、肌肉酸痛及焦虑等其他症状。

(2) 强迫症状：共10项，包括3、9、10、28、38、45、46、51、55、65。指那些明知没有必要，却又无法克服的无意义的思想、冲动和行为及一些较一般的认知障碍的行为表现等。

(3) 人际关系敏感：共9项，包括6、21、34、36、37、41、61、69、73。指在人际关系中的自卑感，明显的不自在和消极的期待等。

(4) 抑郁：共13项，包括5、14、15、20、22、26、29、30、31、32、54、71、79。以苦闷的情感与心境为代表症状，还有生活兴趣的减退、动力缺乏、活力丧失等特征，还包括有关死亡的思想和自杀的观念等。

(5) 焦虑：共10项，包括2、17、23、33、39、57、72、78、80、86。一般指那些烦躁、坐立不安、神经过敏、紧张及由此产生的躯体表现。

(6) 敌对：共6项，包括11、24、63、67、74、81。主要从思想、情感及行为三个方面来反映敌对的表现，包括厌烦的感觉、摔物、争论直到不可控制的脾气爆发等各方面。

(7) 恐怖：共7项，包括13、25、47、50、70、75、82。恐惧的对象包括出门旅行、空旷场地、人群或公共场所和交通工具，也有反映社交恐怖的一些项目。

(8) 偏执：共6项，包括8、18、43、68、76、83。本因子包含了偏执性思维、投射性思维、敌对、猜疑、妄想、被动体验和夸大等。

(9) 精神病性：共10项，包括7、16、35、62、77、84、85、87、88、90。反映各式各样的急性症状和行为，包括幻听、思维播散、被控制感、思维被插入等反映精神分裂样症状项目。

(10) 其他：包括19、44、59、60、64、66、89共7个项目，未归入任何因子，作为第10个因子来处理，以使各因子之和等于总分，主要反映睡眠和饮食情况。

实验实训四　焦虑自评量表(SAS)调查实验

【实验目的】 学习和掌握焦虑自评量表(SAS)测量的原理和方法。

【实验原理】 焦虑是个体主观预料将会有某种不良后果产生或模糊的威胁出现时的一种不安情绪，并伴有忧虑、烦恼、害怕、紧张等情绪体验。严重的焦虑能使人失去一切兴趣和希望，导致心理疾病。因此，在咨询中为了了解来访者焦虑状况，常使用焦虑自评量表。该量表是美国杜克大学医学院Zung 1971年编制而成，由20个问题组成，最大的特点是简便省时、易于掌握，能迅速反映出被试者个人主观感受到的焦虑程度。

评定采用1~4级记分，评定时间为过去一周内。统分方法为：将各题的得分相加为粗分，粗分乘以1.25，四舍五入取整数即得到标准分(T分)。临界值为T分50，分值越高，焦虑倾向越明显。

【实验用物】 SAS、计算器、笔。

【实验对象】 全体学生。

【实验程序】

1. 主试者按照测验的指导语要求向被试者讲解测量的基本要求，主要包括测量目的、如实作答、消除顾虑、承诺保密等。

2. 主试者指导被试者按照测验的要求具体作答，及时消解被试者作答过程中出现的疑虑，但要避免给被试者以诱导或暗示。

3. 学生对各题评分进行统计。

4. 结果解释。

【实验评析】 SAS采用4级评分，其标准为："1"没有或很少时间；"2"小部分时间；"3"相当多时间；"4"绝大部分时间或全部时间。在20个题目中，有5个题目（5、9、13、17、19）为反向评分（依次评为4、3、2、1），其余15个题目均为正向评分（依次评为1、2、3、4）。

全国常模结果SAS总粗分的分界值为40分，标准分为50分，高于50分的则为焦虑。

SAS参考标准：标准分在50分以下，为正常；50~59分轻度焦虑；60~69分为中度焦虑；70分以上为重度焦虑。

实验实训五　抑郁自评量表（SDS）调查实验

【实验目的】 学习和掌握抑郁自评量表（SDS）测量的原理和方法。

【实验原理】 抑郁是一种感到无力应付外界压力而产生的消极情绪，并伴有厌恶、痛苦、羞愧、自卑等情绪体验，性格内向孤僻、多疑过虑，不爱交际，生活中遇到意外打击、长期努力得不到回报的人容易陷入抑郁状态。长期处于抑郁状态易导致抑郁症。因此，在咨询中常使用抑郁自评量表判断来访者的抑郁程度。该表是美国杜克大学医学院Zung 1965年编制而成，由20个问题组成，使用方便。根据所测结果，可以使咨询或治疗人员做出是否需要药物或心理治疗的判断。

【实验用物】 SDS、计算器、笔。

【实验对象】 全体学生。

【实验程序】

1. 主试者按照测验的指导语要求向被试者讲解测量的基本要求，主要包括测量目的、如实作答、消除顾虑、承诺保密等。

2. 主试者指导被试者按照测验的要求具体作答，及时消解被试者作答过程中出现的疑虑，但要避免给被试者以诱导或暗示。

3. 学生对各题评分进行统计。

4. 结果解释。

【实验评析】 SDS采用4级评分，其标准为："1"没有或很少时间；"2"小部分时间；"3"相当多时间；"4"绝大部分时间或全部时间。在20个题目中，有10个题目（2、5、6、11、12、14、16、17、18、20）为反向评分（依次评为4、3、2、1），其余10个题均为正向评分（依次评为1、2、3、4）。

SDS的全国常模结果分界值为41分，标准分为53分，分数越高，抑郁程度越高。

SDS参考标准：标准分53分以下为正常；53~59分为轻度抑郁，60~69分为中度抑郁；70分以上为重度抑郁。

实验实训六　A型行为问卷调查实验

【实验目的】 掌握A型行为问卷调查的操作方法，评定个体的行为模式。

【实验原理】 20世纪50年代，美国著名心脏病专家弗瑞德曼（M. Friedman）和他的同事罗森曼

(R. H. Roseman)在防止心血管疾病和临床实践中发现了“冠状动脉粥样硬化性心脏病易患行为模式”,即A型行为模式(type A-behavior pattern)。他们发现许多冠心病患者都表现出共同而典型的行为特点,如雄心勃勃、争强好胜、痴迷于工作,但缺乏耐心,容易产生急躁敌意情绪,常有时间压迫感和时间紧迫感等。A型行为量表主要就是用于评估成年人的行为模式,从而了解被试者冠状动脉粥样硬化性心脏病的易患性。

【实验用物】 A型行为量表、计算器、笔。

【实验对象】 全体学生。

【实验程序】

1. 主试者按照测验的指导语要求向被试者讲解测量的基本要求,主要包括测量目的、如实作答、消除顾虑、承诺保密等。

2. 主试者指导被试者按照测验的要求具体作答,及时消解被试者作答过程中出现的疑虑,但要避免给被试者以诱导或暗示。

3. 学生对各题评分进行统计。

4. 结果解释。

【实验评析】

1. “TH” 表示时间匆忙感觉等特征。共25题,即答2、3、6、7、10、11、19、21、22、26、29、34、38、40、42、44、46、50、53、55、58的“是”和14、16、30、54的“否”的每题记1分。

2. “CH” 表示争强好胜怀有戒心或敌意等特征。共25题,即答1、5、9、12、15、17、23、25、27、28、31、32、35、39、41、47、57、59、60的“是”和4、18、36、45、49、51的“否”的每题记1分。

3. “L” 代表掩饰分(即测谎题)。共10题,若L分过高则应考虑问卷无效。即答8、20、24、43、56的“是”和13、33、37、48、52的“否”的每题记1分。

4. 首先计算L分,L≥7表示真实性不大,剔除该问卷,不进一步调查;L ≤ 7则计算TH和CH分。

行为模式类型:TYPE=TH+CH

A型 TYPE≥36,A型行为特征

A-型 28≤TYPE<35,中间偏A型行为特征

M型 TYPE=27,极端中间型

B-型 19≤TYPE<26,中间偏B型行为特征

B型 TYPE≤18,B型行为特征

实验实训七 渐进性肌肉放松训练

【实验目的】 掌握渐进性肌肉放松训练的方法和步骤,并熟练运用。

【实验原理】 根据肌肉对抗原理,通过让人有意识地去感觉主要肌肉群的紧张和放松,从而达到放松的目的。心理学家认为,心理紧张和躯体紧张是并存的,只要你学会了肌肉放松技术,就能控制心理紧张。肌肉放松的长远目标是使身体能够及时监督大量的控制信号,从而自动地缓解不需要的紧张。

【实验用物】 放松音乐(纯音乐、轻音乐)、安静舒适的环境(单独房间最佳)、躺椅。

【实验对象】 全体学生。

【实验程序】 放松训练遵循由下至上的原则,从脚趾肌肉放松开始到面部肌肉放松结束。具体步骤如下。

(1) 脚趾肌肉放松:紧张你的双脚,用脚趾抓紧地面,用力抓紧,保持大约15秒后逐渐放松。做相反动作,将双脚趾缓慢向上用力弯曲,同时两踝与腿部不要移动,持续15秒后逐渐放松,体会肌肉

微微发热的感觉。

(2) 小腿肌肉放松:将脚尖用力上翘,脚跟向下向后紧压地面,绷紧小腿上的肌肉,保持15秒后逐渐放松。之后重复一次,体会肌肉微微发热的感觉。

(3) 大腿肌肉放松:用脚跟向前向下压紧地面,绷紧大腿肌肉,保持15秒后逐渐放松。之后重复一次,体会肌肉微微发热的感觉。

(4) 臀部肌肉放松:双腿伸直平放于地,用力向下压下腿和脚后跟,使臀部肌肉紧张,保持15秒钟后逐渐放松。将两半臀部用力夹紧,尽量提高到骨盆位置,15秒后逐渐放松,体会肌肉微微发热的感觉。

(5) 腹部肌肉放松:高抬双腿以紧张腹部肌肉,同时胸部压低,保持15秒后逐渐放松。之后重复一次,体会微微发热的感觉。

(6) 胸部肌肉放松:双肩向前并拢,使胸部四周肌肉紧张,体验紧张的感觉,保持15秒后逐渐放松,体会胸部舒适、轻松的感觉。之后重复一次。

(7) 背部肌肉放松:用力向后弯曲背部,努力使胸部和腹部突出,形成拱状,保持15秒后逐渐放松。之后做相反动作,往背后扩双肩,使双肩尽量合拢以紧张其上背肌肉群,保持15秒后逐渐放松。

(8) 肩部肌肉放松:双臂外伸悬浮于躺椅两侧扶手上方,尽力使两肩向耳朵方向上提,保持15秒后逐渐放松,注意体验发热和沉重的放松感觉。之后重复一次。

(9) 臂部肌肉放松:双手平放于躺椅扶手上,掌心向上,紧握拳头,使双手和双前臂肌肉紧张,保持15秒后逐渐放松。然后向双前臂处弯曲,使双臂的二头肌紧张,保持15秒后逐渐放松。之后双臂向外伸直,用力收紧,以紧张上臂三头肌,保持15秒后逐渐放松,注意体验发热和沉重的放松感觉。

(10) 颈部肌肉放松:将头用力下弯,以使下巴抵住胸部,保持15秒后逐渐放松。之后重复一次,体会微微发热的感觉。

(11) 头部肌肉放松:①紧皱额头,像生气时的动作似的,保持15秒后逐渐放松。②闭上双眼,做眼球转动动作,先使两只眼球向左边转,尽量向左,保持15秒后逐渐放松。然后使两只眼球尽量向右边转动,保持15秒后逐渐放松。随后,使眼球按顺时针方向转动1周,然后放松。接着,再使眼球按逆时针方向转动1周后放松。③皱起鼻子和脸颊部肌肉,保持15秒后逐渐放松。④紧闭双唇,使唇部肌肉紧张,保持15秒后逐渐放松。⑤收紧下颌部肌肉,保持15秒后逐渐放松。⑥用舌头顶住上腭,使舌头前部紧张,保持15秒后逐渐放松。⑦做咽食动作以紧张舌头背部和喉部,但是要注意不要完全完成这个咽食动作,持续放松。

头部肌肉放松后,整个放松训练便宣告结束。

【实验评析】 本放松方法属于渐进性肌肉放松,练习者首先选择一个安静舒适的环境,解除眼镜、手链等可能影响放松的束缚物,以舒适的姿势进入练习,练习者可以轻闭双眼。在练习中,练习者应心情安定,保持注意力集中并充分体会身体的感受,在做法上要注意循序渐进,放松训练的速度要缓慢。对身体某部分肌肉进行放松时,一定要留有充分时间,以便让被试者细心体会当时的放松感觉。整个过程需要持续约20分钟。

实验实训八　理性情绪疗法训练

【实验目的】 掌握理性情绪疗法(RET)的方法和步骤,并熟练运用。

【实验原理】 理性情绪疗法的基本理论主要是ABCDE理论,在ABCDE模式中,A是指刺激性事件;B指个体的信念系统;C指经历事件后引发的情绪及行为结果。由于个体信念各异,其情绪及行为后果也各不相同。合理的信念将产生适当的情绪与行为,而不合理的信念将产生不适当的情绪与行为。治疗者引导患者对其不合理信念进行辩论,则为D;患者采纳治疗者建议的理性思维方式,以合理的信念取代了原先的非理性观念,情绪及行为将随之改变,即达到了治疗效果,则为E。

【实验用物】 RET 自助表、笔。

【实验对象】 全体学生。

【实验程序】

1. 教师讲解理性情绪疗法的原理。
2. 教师讲解 RET 自助表各项内容的填写要求。
3. 学生各自完成 RET 自助表的填写。
4. 每组选派一名学生交流分享本次理性情绪疗法的收获。

【实验评析】 本次理性情绪疗法要求学生要以自身存在的情绪困扰或存有的自损行为为依据进行 RET 自助表的填写,体验理性情绪疗法的效果,掌握理性情绪疗法的技术。

实验实训九　心理护理角色扮演实训

【实验目的】 了解心理护理的基本程序和方法,掌握不同患者的心理护理技巧。

【实验原理】 角色扮演是一种以培养学生正确的社会行为和价值观念为取向的教学模式。它的实施过程可以真实情境为主线,让学生身临其境地体验特定环境中的特定社会角色,培养其处理问题、解决问题的能力。

【实验用物】 在护理技术实训室或模拟病房进行,准备典型病例若干。

病例 1. 蓓蓓,女性,5 岁,因“肺炎”入院。静脉输液时哭闹不止,不愿服药。

病例 2. 小陈,男性,16 岁。因诊断“甲型病毒性肝炎”被送入传染病区。初步接触后,护士发现该患者不愿与医护人员沟通,经常因一点小事大发脾气,还常常指责护士工作不认真。

病例 3. 杨小姐,26 岁,因“卵巢囊肿”需进行手术治疗。做术前准备时护士发现患者神情紧张、不愿说话。遂对其进行安慰和鼓励。在准备送患者去手术室时,患者突然抓住护士的手,泪流满面。

病例 4. 林先生,42 岁,因诊断“肝细胞癌”入院。入院后患者情绪极度低落,反复询问医生、护士“我到底是不是真的患了癌症?”还认为自己得病了,家人一定会嫌弃自己的。为此日夜思虑无法正常地生活作息。

病例 5. 李女士,65 岁,15 年前被诊断为“冠心病”,最近因病情加重入院。护士发现该患者很喜欢跟别人说自己以前的成就。有需要时总是希望马上得到满足,否则就会非常急躁,有一次因为家人送餐稍微晚了一点而大吵大闹。

病例 6. 刘奶奶,78 岁,因肠癌晚期出现全身广泛转移而住院治疗月余,已出现恶病质,不能进食,仅靠输液、给氧维持生命,医生已交待家属准备后事,刘奶奶躺在床上面无表情。

【实验对象】 全体学生。

【实验程序】

1. 将班级学生分为六组,每组随机抽取一个案例。
2. 针对小组抽到的案例进行组内讨论,共同商讨心理护理对策。
3. 根据小组抽到的病例进行角色扮演练习。一名学生扮演护士、一名扮演患者、其余学生作为观察员。角色扮演练习结束后,其他同学提出不足之处及修改意见。
4. 各组成员就本组抽到的案例以角色扮演形式在全班进行心理护理展示。
5. 实训带教老师对各组的表演进行点评。

【实验评析】

1. 能够在角色扮演中理解并体会到患者的真实感受。
2. 能够在角色扮演中理解并体会心理护理的重要性。
3. 通过训练掌握心理护理的方法。

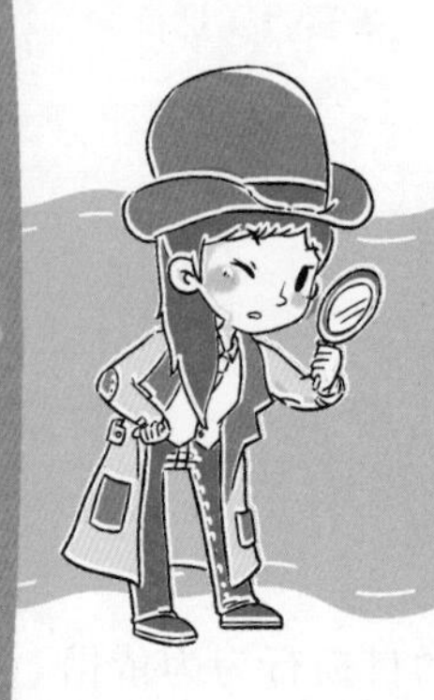

常用量表及问卷

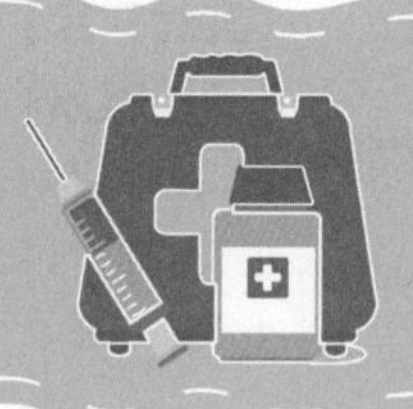

一、气质类型问卷调查表

下面60道题大致可确定你的气质类型。若与你的情况"很符合"记2分,"较符合"记1分,"一般"记0分,"较不符合"记-1分,"很不符合记"-2分。请记好题号与相应的分数,以便于计算结果(表1)。

1. 做事力求稳妥,不做无把握的事。
2. 遇到可气的事就怒不可遏,想把心里的话全说出来才痛快。
3. 宁肯一个人干事,不愿很多人在一起。
4. 到一个新环境里很快能适应。
5. 厌恶那些强烈的刺激,如尖叫、噪声、危险的情景等。
6. 和人争吵时,总是先发制人,喜欢挑衅。
7. 喜欢安静的环境。
8. 善于和人交往。
9. 羡慕那些善于克制自己情感的人。
10. 生活有规律,极少违反作息制度。
11. 在多数情况下情绪是乐观的。
12. 碰到陌生人觉得很拘束。
13. 遇到令人气愤的事,能很好地自我克制。
14. 做事总是有旺盛的精力。
15. 遇到问题常常举棋不定,优柔寡断。
16. 在人群中从不觉得过分拘束。
17. 情绪高昂时,觉得干什么事都有趣,情绪低落时,又觉得什么都没意思。
18. 当注意力集中于一事物时,别的事很难使我分心。
19. 理解问题总比别人快。
20. 碰到危险情景,常有一种极度恐惧感。
21. 对学习、工作、事业怀有很高的热情。
22. 能够长时间做枯燥、单调的工作。
23. 符合兴趣的事情,干起来劲头十足,否则就不想干。
24. 一点小事就能引起情绪波动。
25. 讨厌做那种需要耐心、细致的工作。
26. 与人交往不亢不卑。
27. 喜欢参加剧烈的活动。
28. 爱看感情细腻、描写人物内心活动的文学作品。
29. 工作学习时间长了,常感到厌倦。
30. 不喜欢长时间谈论一个问题,愿意实际动手干。
31. 宁愿侃侃而谈,不愿窃窃私语。
32. 别人说我总是闷闷不乐。

33. 理解问题常比别人慢些。
34. 疲倦时只要短暂的休息就能精神抖擞,重新投入工作。
35. 心里有话宁愿自己想,不愿说出来。
36. 认准一个目标就希望尽快实现,不达目的,誓不罢休。
37. 学习、工作同样长时间后,常比别人更疲倦。
38. 做事有些莽撞,常常不考虑后果。
39. 老师讲授新知识时,总希望他讲得慢些,多重复几遍。
40. 能够很快忘记那些不愉快的事情。
41. 做作业或做一件事情,总比别人花的时间多。
42. 喜欢运动量大的剧烈的体育活动,或参加各种文艺活动。
43. 不能很快把注意力从一件事转移到另一件事上去。
44. 接受一个任务后就希望尽快把它解决。
45. 认为墨守成规比冒风险强些。
46. 能够同时注意几件事物。
47. 当我烦闷的时候,别人很难使我高兴。
48. 爱看情节起伏跌宕、激动人心的小说。
49. 对工作抱认真严谨、始终一贯的态度。
50. 和周围人们的关系总是相处不好。
51. 喜欢复习学过的知识,重复做已经掌握的工作。
52. 希望做变化大,花样多的工作。
53. 小时候会背的诗歌,我似乎比别人记得清楚。
54. 别人说我“出语伤人”,可我并不觉得这样。
55. 在体育活动中常因反应慢而落后。
56. 反应敏捷、头脑机智。
57. 喜欢有条理而不甚麻烦的工作。
58. 兴奋的事常使我失眠。
59. 老师讲的新概念,常常听不懂,但是弄懂后就难以忘记。
60. 假若工作枯燥无味,马上就会情绪低落。

表1　气质类型评分统计表

胆汁质	题号	2	6	9	14	17	21	27	31	36	38	42	48	50	54	58	总分
	得分																
多血质	题号	4	8	11	16	19	23	25	29	34	40	44	46	52	56	60	总分
	得分																
黏液质	题号	1	7	10	13	18	22	26	30	33	39	43	45	49	55	57	总分
	得分																
抑郁质	题号	3	5	12	15	20	24	28	32	35	37	41	47	51	53	59	总分
	得分																

二、90项症状自评量表(SCL-90)

以下表格中列出了有些人可能有的病痛或问题,请仔细阅读每一条,然后根据最近一星期以内(或过去一周)下列问题影响你自己或使你感到苦恼的程度,在方格内选择最合适的一格,画一个“√”,请不要漏掉问题(表2、表3)。

表2　90项症状自评量表

项目	没有1	很轻2	中度3	偏重4	严重5
1. 头痛	□	□	□	□	□
2. 神经过敏,心中不踏实	□	□	□	□	□
3. 头脑中有不必要的想法或字句盘旋	□	□	□	□	□
4. 头晕或晕倒	□	□	□	□	□
5. 对异性的兴趣减退	□	□	□	□	□
6. 对旁人责备求全	□	□	□	□	□
7. 感到别人能控制您的思想	□	□	□	□	□
8. 责怪别人制造麻烦	□	□	□	□	□
9. 忘性大	□	□	□	□	□
10. 担心自己的衣饰整齐及仪态的端正	□	□	□	□	□
11. 容易烦恼和激动	□	□	□	□	□
12. 胸痛	□	□	□	□	□
13. 害怕空旷的场所或街道	□	□	□	□	□
14. 感到自己的精力下降,活动减慢	□	□	□	□	□
15. 想结束自己的生命	□	□	□	□	□
16. 听到旁人听不到的声音	□	□	□	□	□
17. 发抖	□	□	□	□	□
18. 感到大多数人都不可信任	□	□	□	□	□
19. 胃口不好	□	□	□	□	□
20. 容易哭泣	□	□	□	□	□
21. 同异性相处时感到害羞不自在	□	□	□	□	□
22. 感到受骗,中了圈套或有人想抓住您	□	□	□	□	□
23. 无缘无故地突然感到害怕	□	□	□	□	□
24. 自己不能控制地大发脾气	□	□	□	□	□
25. 怕单独出门	□	□	□	□	□
26. 经常责怪自己	□	□	□	□	□
27. 腰痛	□	□	□	□	□
28. 感到难以完成任务	□	□	□	□	□
29. 感到孤独	□	□	□	□	□
30. 感到苦闷	□	□	□	□	□
31. 过分担忧	□	□	□	□	□
32. 对事物不感兴趣	□	□	□	□	□
33. 感到害怕	□	□	□	□	□
34. 您的感情容易受到伤害	□	□	□	□	□
35. 旁人能知道您的私下想法	□	□	□	□	□
36. 感到别人不理解您、不同情您	□	□	□	□	□
37. 感到人们对您不友好,不喜欢您	□	□	□	□	□
38. 做事必须做得很慢以保证做得正确	□	□	□	□	□
39. 心跳得很厉害	□	□	□	□	□
40. 恶心或胃部不舒服	□	□	□	□	□
41. 感到比不上他人	□	□	□	□	□
42. 肌肉酸痛	□	□	□	□	□
43. 感到有人在监视您、谈论您	□	□	□	□	□

续表

项目	没有 1	很轻 2	中度 3	偏重 4	严重 5
44. 难以入睡	□	□	□	□	□
45. 做事必须反复检查	□	□	□	□	□
46. 难以做出决定	□	□	□	□	□
47. 怕乘电车、公共汽车、地铁或火车	□	□	□	□	□
48. 呼吸有困难	□	□	□	□	□
49. 一阵阵发冷或发热	□	□	□	□	□
50. 因为感到害怕而避开某些东西、场合或活动	□	□	□	□	□
51. 脑子变空了	□	□	□	□	□
52. 身体发麻或刺痛	□	□	□	□	□
53. 喉咙有梗塞感	□	□	□	□	□
54. 感到前途没有希望	□	□	□	□	□
55. 不能集中注意力	□	□	□	□	□
56. 感到身体的某一部分软弱无力	□	□	□	□	□
57. 感到紧张或容易紧张	□	□	□	□	□
58. 感到手或脚发重	□	□	□	□	□
59. 想到死亡的事	□	□	□	□	□
60. 吃得太多	□	□	□	□	□
61. 当别人看着您或谈论您时感到不自在	□	□	□	□	□
62. 有一些不属于您自己的想法	□	□	□	□	□
63. 有想打人或伤害他人的冲动	□	□	□	□	□
64. 醒得太早	□	□	□	□	□
65. 必须反复洗手、点数	□	□	□	□	□
66. 睡得不稳不深	□	□	□	□	□
67. 有想摔坏或破坏东西的想法	□	□	□	□	□
68. 有一些别人没有的想法	□	□	□	□	□
69. 感到对别人神经过敏	□	□	□	□	□
70. 在商店或电影院等人多的地方感到不自在	□	□	□	□	□
71. 感到任何事情都很困难	□	□	□	□	□
72. 一阵阵恐惧或惊恐	□	□	□	□	□
73. 感到公共场合吃东西很不舒服	□	□	□	□	□
74. 经常与人争论	□	□	□	□	□
75. 单独一人时神经很紧张	□	□	□	□	□
76. 别人对您的成绩没有做出恰当的评价	□	□	□	□	□
77. 即使和别人在一起也感到孤单	□	□	□	□	□
78. 感到坐立不安、心神不定	□	□	□	□	□
79. 感到自己没有什么价值	□	□	□	□	□
80. 感到熟悉的东西变成陌生或不像是真的	□	□	□	□	□
81. 大叫或摔东西	□	□	□	□	□
82. 害怕会在公共场合晕倒	□	□	□	□	□

续表

项目	没有1	很轻2	中度3	偏重4	严重5
83. 感到别人想占您的便宜	□	□	□	□	□
84. 为一些有关性的想法而很苦恼	□	□	□	□	□
85. 您认为应该因为自己的过错而受到惩罚	□	□	□	□	□
86. 感到要很快把事情做完	□	□	□	□	□
87. 感到自己的身体有严重问题	□	□	□	□	□
88. 从未感到和其他人很亲近	□	□	□	□	□
89. 感到自己有罪	□	□	□	□	□
90. 感到自己的脑子有毛病	□	□	□	□	□

表3　90项症状自评量表问卷调查统计表

因子	各题得分														总分	均分
躯体化(12项)	题号	1	4	12	27	40	42	48	49	52	53	56	58			
	得分															
强迫症状(10项)	题号	3	9	10	28	38	45	46	51	55	65					
	得分															
人际关系敏感(9项)	题号	6	21	34	36	37	41	61	69	73						
	得分															
抑郁(13项)	题号	5	14	15	20	22	26	29	30	31	32	54	71	79		
	得分															
焦虑(10项)	题号	2	17	23	33	39	57	72	78	80	86					
	得分															
敌对(6项)	题号	11	24	63	67	74	81									
	得分															
恐怖(7项)	题号	13	25	47	50	70	75	82								
	得分															
偏执(6项)	题号	8	18	43	68	76	83									
	得分															
精神病性(10项)	题号	7	16	35	62	77	84	85	87	88	90					
	得分															
睡眠饮食(7项)	题号	19	44	59	60	64	66	89								
	得分															

总分:

总均分:

阳性项目数:

阴性项目数:

阳性症状平均分:

三、焦虑自评量表(SAS)

下面有20条项目,请仔细阅读每一条内容,然后根据您最近一周的实际感觉,选择符合自己的状态，在适当的方格内画一个“√”。每一条项目后面有四个方格：“A”没有或很少时间；“B”少部分时间；“C”相当多的时间；“D”绝大部分或全部时间(表4)。

表4　焦虑自评量表

项目	A	B	C	D
1. 我觉得比平时容易紧张或着急	□	□	□	□
2. 我无缘无故地感到害怕	□	□	□	□
3. 我容易心里烦乱或觉得惊恐	□	□	□	□
4. 我觉得我可能将要发疯	□	□	□	□
*5. 我觉得一切都很好，也不会发生什么不幸	□	□	□	□
6. 我手脚发抖、打颤	□	□	□	□
7. 我因为头痛、颈痛和背痛而苦恼	□	□	□	□
8. 我感觉容易衰弱和疲乏	□	□	□	□
*9. 我觉得心平气和，并且容易安静坐着	□	□	□	□
10. 我觉得心跳得很快	□	□	□	□
11. 我因为一阵阵头晕而苦恼	□	□	□	□
12. 我要晕倒发作，或觉得要晕倒似的	□	□	□	□
*13. 我吸气呼气都感到很容易	□	□	□	□
14. 我的手脚麻木和刺痛	□	□	□	□
15. 我因为胃痛和消化不良而苦恼	□	□	□	□
16. 我常常要小便	□	□	□	□
*17. 我的手脚常常是干燥温暖的	□	□	□	□
18. 我脸红发热	□	□	□	□
*19. 我容易入睡并且一夜睡得很好	□	□	□	□
20. 我做噩梦	□	□	□	□

注：标*号者为反向计分。

四、抑郁自评量表(SDS)

请仔细阅读每一条，把意思弄明白。然后根据您最近一星期的实际情况在适当的方格里面画一个“√”。每一条文字后面有四个方格：“A”没有或很少时间；“B”少部分时间；“C”相当多的时间；“D”绝大部分或全部时间(表5)。

表5　抑郁自评量表

最近一周以来，你是否感到	A	B	C	D
1. 我觉得闷闷不乐，情绪低沉	□	□	□	□
*2. 我觉得一天中早晨最好	□	□	□	□
3. 我一阵阵哭出来或觉得想哭	□	□	□	□
4. 我晚上睡眠不好	□	□	□	□
*5. 我吃得跟平常一样多	□	□	□	□
*6. 我与异性密切接触时和以往一样感到愉快	□	□	□	□
7. 我发觉我的体重在下降	□	□	□	□

续表

最近一周以来,你是否感到	A	B	C	D
8. 我有便秘的苦恼	□	□	□	□
9. 我心跳比平常快	□	□	□	□
10. 我无缘无故地感到疲乏	□	□	□	□
*11. 我的头脑跟平常一样清楚	□	□	□	□
*12. 我觉得经常做的事情并没有困难	□	□	□	□
13. 我觉得不安而平静不下来	□	□	□	□
*14. 我对将来抱有希望	□	□	□	□
15. 我比平常容易生气激动	□	□	□	□
*16. 我觉得做出决定是容易的	□	□	□	□
*17. 我觉得自己是个有用的人,有人需要我	□	□	□	□
*18. 我的生活过得很有意思	□	□	□	□
19. 我认为如果我死了,别人会生活得好些	□	□	□	□
*20. 平常感兴趣的事我仍然照样感兴趣	□	□	□	□

注:标*号者为反向计分。

五、A型行为问卷

本问卷用于了解您的个性在行为上的特点,问卷共60题,希望您如实填写,独立完成。请您对每个问题用“是”或“否”两个标准进行评定,凡是符合您的情况就在“是”字下方的方格内打个“√”,不符合的就在“否”字下方的方格内打个“√”。每个问题都必须回答,答案无所谓对与不对、好与不好。请尽快回答,不要在每道题目上太多思索,只要按您平时“是怎样的”回答便可(表6)。

表6 A型行为问卷

项目	是	否
1. 我常常力图说服别人同意我的观点	□	□
2. 即使没有什么要紧事,我走路也很快	□	□
3. 我经常感到应该做的事情很多,有压力	□	□
4. 即使是已经决定了的事,别人也很容易使我改变主意	□	□
5. 我常常因为一些事大发脾气或与人争吵	□	□
6. 遇到买东西排长队时,我宁愿不买	□	□
7. 有些工作我根本安排不过来	□	□
8. 我上班或约会时,从来不迟到	□	□
9. 当我正在做事,谁要是打扰我,不管有意无意,我都非常恼火	□	□
10. 我总看不惯那些慢条斯理、不紧不慢的人	□	□
11. 有时我简直忙得透不过气来,因为要做的事情太多了	□	□
12. 即使跟别人合作,我也总想单独完成一些更重要的部分	□	□
13. 有时我真想骂人	□	□
14. 我做事喜欢慢慢来,而且总是思前想后	□	□
15. 排队买东西,要是有人加塞,我就忍不住指责他或出来干涉	□	□
16. 我觉得自己是一个无忧无虑、逍遥自在的人	□	□
17. 有时连我自己都觉得,我操心的事远远超过我应该操心的范围	□	□
18. 无论做什么事,即使比别人差,我也无所谓	□	□

续表

项目	是	否
19. 我总不能像有些人那样，做事不紧不慢	□	□
20. 我从来没想过要按照自己的想法办事	□	□
21. 每天的事情都使我的神经高度紧张	□	□
22. 在公园里赏花、观鱼等，我总是先看完，等着同来的人	□	□
23. 对别人的缺点和毛病，我常常不能宽容	□	□
24. 在我所认识的人里，个个我都喜欢	□	□
25. 听到别人发表不正确的见解，我总想立即纠正他	□	□
26. 无论做什么事，我都比别人快一些	□	□
27. 当别人对我无礼时，我会立即以牙还牙	□	□
28. 我觉得我有能力把一切事情办好	□	□
29. 聊天时，我也总是急于说出自己的想法，甚至打断别人的话	□	□
30. 人们认为我是一个相当安静、沉着的人	□	□
31. 我觉得世界上值得我信任的人实在不多	□	□
32. 对未来我有许多想法，并总想一下子都能实现	□	□
33. 有时我也会说人家的闲话	□	□
34. 尽管时间很宽裕，我吃饭也快	□	□
35. 听人讲话或报告时，我常常替讲话人着急，我想还不如我来讲	□	□
36. 即使有人冤枉了我，我也能够忍受	□	□
37. 我有时会把今天该做的事拖到明天去做	□	□
38. 人们认为我是一个干脆、利落、高效的人	□	□
39. 有人对我或我的工作吹毛求疵时，很容易挫伤我的积极性	□	□
40. 我常常感到时间晚了，可一看表还早呢	□	□
41. 我觉得我是一个非常敏感的人	□	□
42. 我做事总是匆匆忙忙的，力图用最少的时间办尽量多的事情	□	□
43. 如果犯错误，我每次都愿意全部承认	□	□
44. 坐公共汽车时，我总觉得司机开车太慢	□	□
45. 无论做什么事，即使看着别人做不好我也不想拿来替他做	□	□
46. 我常常为工作没做完，一天又过去了而感到忧虑	□	□
47. 很多事情如果由我来负责，情况要比现在好得多	□	□
48. 有时我会想到一些坏得说不出口的事	□	□
49. 即使受工作能力和水平很差的人所领导，我也无所谓	□	□
50. 必须等待什么的时候，我总是心急如焚，像热锅上的蚂蚁	□	□
51. 当事情不顺利时，我就想放弃，因为我觉得自己能力不够	□	□
52. 假如我可以不买票白看电影，而不会被发觉，我可能会这样做	□	□
53. 别人托我办的事，只要答应了，我从不拖延	□	□
54. 人们认为我做事很有耐性，干什么都不会着急	□	□
55. 约会或乘车、船，我从不迟到，如果对方耽误了，我就恼火	□	□
56. 我每天看电影，不然心里就不舒服	□	□
57. 许多事本来可以大家分担，可我喜欢一个人去干	□	□
58. 我觉得别人对我的话理解太慢，甚至理解不了我的意思似的	□	□
59. 人们说我是个厉害的爆性子的人	□	□
60. 我常常比较容易看到别人的缺点而不大容易看到别人的优点	□	□

六、RET 自助表

请各位同学以当今自身存在的情绪困扰或存有的自损行为为依据进行 RET 自助表的填写，填写内容要客观真实，以体验理性情绪疗法的效果（表 7）。

表 7　RET 自助表

(A)诱发事件（最近一次使我发生情绪困扰或自损行为的事件及感受）：
(B)后果（我需要改变的情绪困扰或自损行为）：
(C)信念（从本表所列的非理性观念中找出引起情绪困扰或自损行为的非理性观念）：
(D)辩论（与每一非理性观念辩论）：
(E)有效的理性信念（取代非理性观念的理性信念）：
1. 我应该得到生活中所有重要人物的喜爱或赞许。 2. 我应该在各方面都能力十足。 3. 犯了错误，一切都完了。 4. 事情如没按我喜欢的方式发展，那就太糟糕了。 5. 我的情绪是由外界事件决定的，自己无法控制。 6. 我认为逃避困难和责任比面对它们更容易。 7. 我常担心危险或灾难性事件的发生。 8. 我应该依赖别人，而且要依靠强者。 9. 我经历的那些不好的事件对我的影响是无法消除的。 10. 别人犯错，就应该受到责备或惩罚。 11. 面对任何问题我都应找到一个正确的答案。 12. 别人的价值观及信念应该与我一样，他们做事的方式应与我相同。 13. 世界应该是公平的，所以我应得到公平待遇。 我要补充的非理性观念：
感受及行为（我获得了理性信念的感受）：
备注：我将努力重复我的有效理性信念，以避免情绪困扰及自损行为。

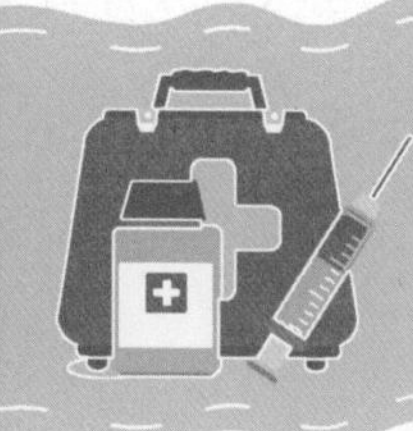

参考文献

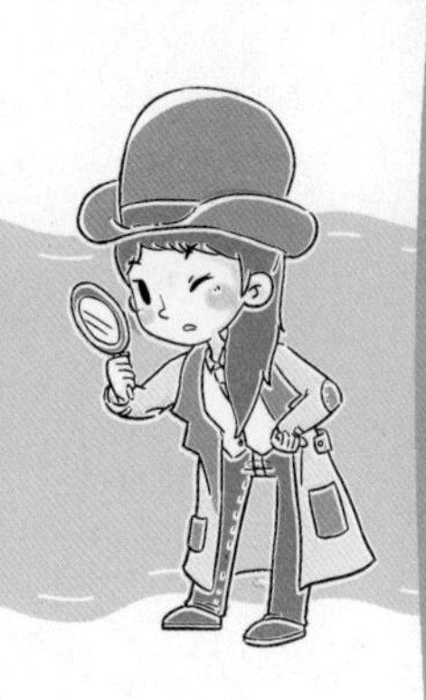

曹枫林 . 2011. 护理心理学 . 第 2 版 . 北京 : 人民卫生出版社
陈礼翠, 陈劲松 . 2012. 医护心理学基础 . 第 3 版 . 北京 : 科学出版社
郭念峰 . 2005. 心理咨询师 . 北京 : 民族出版社
郭念峰 . 2012. 心理咨询师培训教程 . 修订版 . 北京 : 民族出版社
郭延庆 . 2009. 精神障碍护理学 . 长沙 : 湖南科学技术出版社
胡佩诚 . 2002. 医护心理学 . 北京 : 北京大学医学出版社
姜乾金 . 2005. 医学心理学 . 第 4 版 . 北京 : 人民卫生出版社
蒋继国 . 2004. 护理心理学 . 第 2 版 . 北京 : 人民卫生出版社
刘志超 . 2004. 护理心理学 . 广州 : 广东科技出版社
陆斐 . 2002. 心理学基础 . 北京 : 人民卫生出版社
马存根 . 2006. 医学心理学 . 北京 : 人民卫生出版社
马存根 . 2012. 医学心理学 . 第 4 版 . 北京 : 人民卫生出版社
马风杰 . 2008. 精神科护理学 . 北京 : 人民卫生出版社
秦爱军, 盛秋鹏 . 2005. 医学心理学基础 . 北京 : 高等教育出版社
杨艳杰 . 2012. 护理心理学 . 第 3 版 . 北京 : 人民卫生出版社
姚树桥, 孙学礼 . 2011. 医学心理学 . 第 5 版 . 北京 : 人民卫生出版社
翟惠敏 . 2011. 护理心理学 . 北京 : 中国协和医科大学出版社
周郁秋 . 1999. 护理心理学 . 第 2 版 . 北京 : 人民卫生出版社

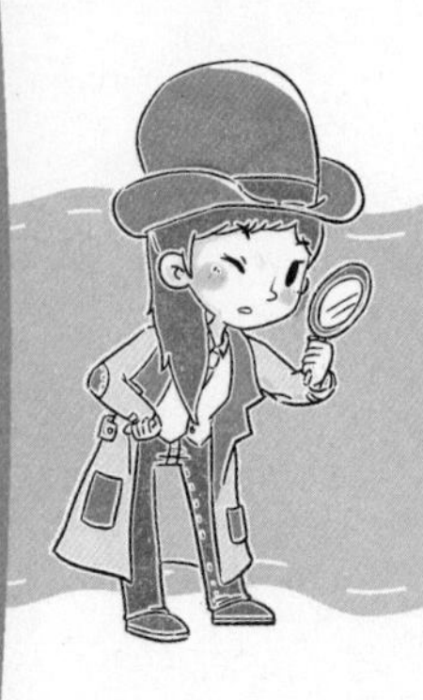

护理心理学教学基本要求

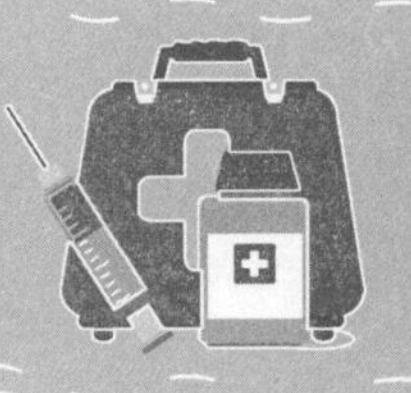

一、课程的主要性质与任务

护理心理学是医学心理学的一门分支学科，是研究护理人员和护理对象心理活动的规律及特点，解决护理实践中的心理问题，以实施最佳护理的一门应用学科，它是为护理专业学生设计的专业基础课程。

二、课程教学目标

（一）知识教学目标

1. 掌握心理卫生基本知识。
2. 掌握心理评估、心理护理的基本知识及基本理论。
3. 掌握患者的心理特征。
4. 熟悉人的心理现象、个性及行为特征。
5. 了解心理应激、心理防御机制及身心疾病。

（二）能力教学目标

1. 能运用心理评估知识与技能对患者实施心理评估。
2. 能运用心理护理知识与技能对患者实施心理护理。
3. 能运用心理学基本知识与技能对健康人群及护理对象进行心理健康教育。
4. 能运用心理调适的方法进行自我心理调控。

（三）思想教育目标

1. 通过学习生物-心理-社会医学模式，形成科学的健康观。
2. 通过学习心理评估及心理护理，使学生树立整体护理观。
3. 通过学习心理实质及心理过程，形成对心理现象的科学认识。
4. 通过学习与实践，形成高尚的医德及严谨求实的作风。

三、教学内容及要求

教学内容	教学要求			教学活动参考
	了解	理解	掌握	
第1章　绪论				理论讲授
第1节　心理学概述				多媒体展示
一、心理学的概念			√	案例讨论
二、心理现象			√	
三、心理实质			√	
四、心理学的发展	√			
第2节　护理心理学概述				
一、护理心理学的概念			√	
二、护理心理学的研究任务	√			
三、护理心理学的研究方法		√		
第3节　医学模式				
一、生物医学模式		√		
二、生物-心理-社会医学模式			√	
第4节　学习护理心理学的意义				
一、有利于树立整体护理观		√		

续表

教学内容	教学要求			教学活动参考
	了解	理解	掌握	
二、有利于提高护理质量		√		
三、有利于提高护理人员心理素质		√		
第2章　心理过程				理论讲授
第1节　认识过程				多媒体展示
一、感觉			√	案例讨论
二、知觉			√	短时记忆测试
三、记忆			√	
四、思维		√		
第2节　情绪与情感过程				
一、情绪与情感的概念			√	
二、情绪与情感的分类		√		
三、情绪与情感的功能	√			
第3节　意志过程				
一、意志的概念			√	
二、意志的特征		√		
三、意志的品质及培养			√	
第3章　个性心理				理论讲授
第1节　个性的概述				多媒体展示
一、个性的概念			√	案例讨论
二、个性的特征	√			气质自测
三、个性形成与发展的影响因素			√	
第2节　个性心理特征				
一、能力			√	
二、气质			√	
三、性格		√		
第3节　个性倾向性				
一、需要			√	
二、动机		√		
第4章　心理卫生				理论讲授
第1节　心理卫生概述				多媒体展示
一、心理卫生及心理健康的概念			√	案例讨论
二、心理健康的标准			√	
第2节　个体心理卫生				
一、妊娠期心理卫生			√	
二、婴幼儿期心理卫生			√	
三、儿童期心理卫生			√	
四、少年期心理卫生			√	
五、青年期心理卫生			√	
六、中年期心理卫生			√	
七、老年期心理卫生			√	
第5章　心理应激				理论讲授
第1节　心理应激概述				多媒体展示
一、心理应激的概念			√	案例讨论
二、应激源		√		
三、应激的生理心理反应	√			
第2节　心理防御机制				
一、心理防御机制的概念			√	
二、心理防御机制的类型		√		
第3节　身心疾病				
一、身心疾病的概念			√	
二、临床常见的身心疾病		√		
三、身心疾病的防治原则		√		
第6章　变态心理				理论讲授
第1节　变态心理的概述				多媒体展示
一、心理变态的概念			√	案例讨论
二、心理正常与否的判断			√	
三、心理变态的分类		√		
第2节　人格障碍				
一、人格障碍的概念			√	
二、人格障碍的形成因素		√		
三、人格障碍的常见类型		√		
四、人格障碍的治疗	√			
第3节　性变态				
一、性变态的概念			√	
二、性变态的常见类型		√		
第4节　成瘾				
一、成瘾的概念			√	
二、成瘾的分类		√		
第7章　心理评估				理论讲授

续表

教学内容	教学要求			教学活动参考
	了解	理解	掌握	
第1节　心理评估概述				多媒体展示
一、心理评估的概念			√	案例讨论
二、心理评估的方法			√	90项症状自评量表、焦虑自评量表、抑郁自评量表测量实训
三、心理评估的注意事项		√		
第2节　心理测验				
一、心理测验的概念			√	
二、心理测验的种类	√			
三、心理测验的条件和注意事项		√		
第3节　常用心理测验				
一、韦氏智力测验	√			
二、艾森克人格问卷	√			
三、明尼苏达多项人格测验	√			
四、卡特尔16种人格因素测验	√			
第4节　常用临床评定量表				
一、90项症状自评量表			√	
二、焦虑自评量表			√	
三、抑郁自评量表			√	
四、A型行为量表		√		
第8章　患者心理				理论讲授
第1节　患者的心理特征				多媒体展示
一、患者的心理需要			√	案例讨论
二、患者的心理变化			√	
第2节　患者角色				
一、患者角色的概念			√	
二、患者角色的变化			√	
三、求医行为		√		
第3节　护患关系				
一、护患关系的概念		√		
二、护患关系的模式			√	
三、护患沟通的技巧			√	
第9章　心理护理概论				理论讲授
第1节　心理护理概述				多媒体展示
一、心理护理的概念			√	案例讨论
二、心理护理的目的		√		
三、心理护理的注意事项		√		

教学内容	教学要求			教学活动参考
	了解	理解	掌握	
第2节　心理护理程序				
一、建立良好的护患关系			√	
二、全方位采集心理信息			√	
三、客观量化的心理评定			√	
四、确定患者基本心态			√	
五、分析心理问题的主要原因或影响因素			√	
六、选择适宜的心理护理对策			√	
七、观察评估心理护理效果			√	
八、确定新的心理护理方案			√	
第10章　心理护理技术				理论讲授
第1节　一般性心理护理技术			√	多媒体展示
一、建立良好的护患关系			√	心理护理技术实训
二、争取家属亲友的密切配合			√	
三、促进病友间良好的人际关系			√	
四、创造舒适的疗养环境			√	
五、积极关注			√	
第2节　支持疗法				
一、概述		√		
二、支持疗法常用技术			√	
第3节　理性情绪疗法				
一、理性情绪疗法基本理论		√		
二、不合理信念的类型及特征		√		
三、理性情绪疗法的程序及方法			√	
第4节　行为疗法				
一、行为疗法的基本理论			√	
二、常用方法			√	
第11章　临床患者的心理护理				理论讲授
第1节　临床常见问题的心理护理				多媒体展示
一、焦虑			√	心理护理实训
二、恐惧			√	
三、抑郁			√	

续表

教学内容	教学要求			教学活动参考
	了解	理解	掌握	
四、疼痛			√	
第2节　临床各类患者的心理护理				
一、孕产妇的心理特点与心理护理			√	
二、手术患者的心理特点与心理护理			√	
三、急危重症患者的心理特点与心理护理			√	
四、慢性病患者的心理特点与心理护理			√	
五、肿瘤患者的心理特点与心理护理			√	
六、传染病患者的心理特点与心理护理			√	
七、临终患者的心理特点与心理护理			√	
第3节　临床各年龄阶段患者的心理护理				
一、儿童患者的心理特点与心理护理			√	
二、青年患者的心理特点与心理护理			√	
三、中年患者的心理特点与心理护理			√	
四、老年患者的心理特点与心理护理			√	

四、教学大纲说明

（一）适用对象与参考学时

本教学大纲可供护理、助产、中医护理等相关专业使用，总学时为36学时，其中理论教学27学时，实践教学9学时。

（二）教学要求

1. 本课程对理论教学部分要求分为“了解、理解、掌握”三个层次。了解是指要求学生知道“是什么”，理解是指要求学生在“是什么”的基础上懂得“为什么”，掌握是指要求学生能够应用心理学的基本知识解决医疗对象的心理问题。

2. 本课程突出以培养能力为本位的教学理念，实训部分的教学要求分为“学会、熟练掌握”两个层次。学会是指能够在教师指导下进行实践技能操作，熟练掌握是指能够独立娴熟地完成实践技能操作。

（三）教学建议

1. 在教学过程中要积极采用现代化教学手段，加强直观教学，充分发挥教师的主导作用和学生的主体作用。注重理论联系实际，并组织学生开展必要的临床案例分析讨论，以培养学生分析问题和解决问题的能力，使学生加深对教学内容的理解和掌握。

2. 实践教学要充分利用教学资源，充分调动学生学习的积极性和主观能动性，采用护理心理学基本技能训练及案例分析讨论等教学形式，强化学生的动手能力和专业实践能力。

3. 教学评价应采用“课堂提问、布置作业、单元目标测试、案例分析讨论、技能考核、期末考试”等多种形式，对学生的学习态度、基本知识及基本技能的掌握及实践能力进行综合考核，以期达到教学目标提出的各项任务。

学时分配建议(36学时)

章号	内容	学时数		
		理论	实践	合计
1	绪论	2	0	2
2	心理过程	3	1	4
3	个性心理	3	1	4
4	心理卫生	2	0	2
5	心理应激	2	0	2
6	变态心理	2	0	2
7	心理评估	2	2	4
8	患者心理	2	0	2
9	心理护理概论	2	0	2
10	心理护理技术	4	2	6
11	临床患者的心理护理	4	2	6
	合计	28	8	36

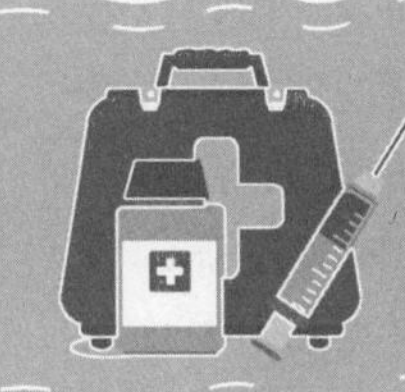

自测题参考答案

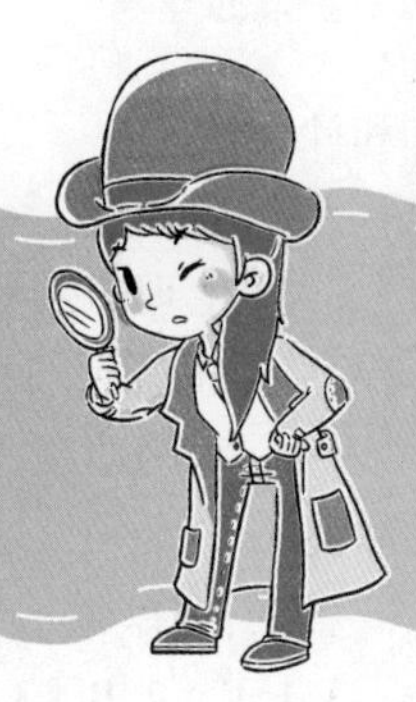

第1章 绪论

一、名词解释

1. 心理学:是研究人的心理现象及其规律的一门科学。

2. 护理心理学:是研究护理人员及护理对象心理活动的规律及特点,解决护理实践中的心理问题,以实施最佳护理的一门应用学科。

二、填空题

1. 心理是脑的功能,是对客观现实的主观能动反映

2. 观察法、调查法、测验法、实验法

3. 生物医学模式、生物-心理-社会医学模式

三、选择题

1. B 2. E 3. C

四、简答题

1. 答:

(1) 心理现象包括心理过程及个性心理。

(2) 心理过程包括认识过程、情绪情感过程、意志过程。

(3) 个性心理包括个性心理倾向性及个性心理特征。

2. 答:

(1) 有利于树立整体护理观。

(2) 有利于提高自身的心理素质。

(3) 有利于提高护理质量。

第2章 心理过程

一、名词解释

1. 感觉:是人脑对直接作用于感觉器官的客观事物个别属性的反映。

2. 记忆:是过去经验在人脑中的反映。

3. 心境:是一种微弱而持久的情绪状态。

4. 意志:是人们有意识地支配和调节自己的行动,克服困难去实现目的的心理过程。

二、填空题

1. 整体性、选择性、理解性、恒常性

2. 识记、保持、再认或回忆

3. 间接性、概括性

4. 心境、激情、应激

三、选择题

1. B 2. B 3. C 4. D

四、简答题

1. 答:

①明确记忆目的;② 培养学习兴趣;③ 组织有效的复习;④加强理解;⑤选择适当的方法;⑥减少干扰和抑制。

2. 答:

①适应功能;②动机功能;③组织功能;④信号功能;⑤健康功能。

3. 答:

(1) 确定行动目的,培养正确的世界观、人生观和价值观。

(2) 加强抗挫教育,充分发挥集体和榜样的作用。

(3) 注意因人而异,采取针对性的培养措施。

(4) 参加实践活动,取得意志锻炼的直接经验。

(5) 加强自我锻炼,不断提高认识,保持稳定的情绪。

第3章 个性心理

一、名词解释

1. 个性:也可称人格,是指一个人的整个精神面貌,即具一定倾向性的心理特征的总和。

2. 气质:是一个人生而具有的典型的、稳定的心理特征,是个体心理活动动力特征的总和。

3. 性格:是指个体对客观现实的稳定的态度和与之相适应的习惯化的行为方式。

4. 动机:是推动人的活动、并使活动朝向某一目标的内部动力。

二、填空题

1. 整体性、独特性、稳定性和可变性、生物性

和社会性

2. 胆汁质、多血质、黏液质、抑郁质

3. 生理的需要、安全的需要、爱与归属的需要、尊重的需要、自我实现的需要

4. 双趋冲突、双避冲突、趋避冲突、多重趋避冲突

三、选择题

1. E 2. B 3. A

四、简答题

1. 答:

首先,生物遗传因素是个性形成和发展的自然基础。其次,环境因素是影响个性形成和发展的另一个重要因素,具体包括家庭环境、学校环境、社会文化环境、早期童年经验和生态环境等。

2. 答:

性格和气质相互联系、相互渗透。气质是性格形成的基础,并影响性格的表现方式;在生活实践过程中所形成的稳定的态度和行为方式,在一定程度上可掩盖或改造气质,使它服从于生活实践的要求。

3. 答:

①能力发展水平的差异;②能力表现早晚的差异;③能力类型的差异。

第4章 心理卫生

一、名词解释

1. 心理卫生:也称精神卫生,它是关于保护与增强人的心理健康的心理学原则与方法。

2. 心理健康:是指个体的各类心理活动正常协调,心理内容与现实一致,人格完整稳定和环境适应良好的一种持续状态与相对平衡过程。

二、选择题

1. A 2. D

三、判断题

1. × 2. √ 3. × 4. × 5. × 6. ×

四、简答题

1. 答:

从以下标准来评价一个人的心理是否健康:①认知功能正常;②情绪调控适度;③意志品质健全;④行为表现规范;⑤人格完整稳定;⑥人际关系和谐;⑦社会适应良好。

2. 答:

(1) 青年期心理特点有:①智力发展显著,逻辑抽象思维能力逐步占据主导地位;②自我意识增强;③性意识发展;④出现多从矛盾,如独立性与依赖性的矛盾、情感与理智的矛盾、理想与现实的矛盾、性意识的发展与道德规范的矛盾等。

(2) 青年期心理卫生措施:①树立正确的择偶观,正确对待爱情中的挫折;②在实践中锻炼自己的工作能力,增强择业意识的自主性,促进职业生涯的顺利发展;③提高人际交往能力,积极适应社会变化;④注意将性科学知识教育与伦理道德教育结合起来,使他们的性意识发展走上健康的道路。

第5章 心理应激

一、名词解释

1. 心理应激:是指个体认识到需求和实际上满足需求的能力不平衡时所表现出的适应过程。

2. 心理防御机制:是指个体处在挫折与冲突的情境时,解脱、减轻内心不安,以恢复情绪平衡和稳定的心理活动。

3. 身心疾病:又称心理生理疾病,指心理社会因素在疾病发生、发展过程中起重要作用的器质性疾病和功能性疾病。

二、填空题

1. 应激源、应激中介、应激反应

2. 警觉阶段、搏斗阶段、衰竭阶段

3. 自恋型、幼稚型、神经症型、成熟型

三、选择题

1. D 2. B 3. D 4. D

四、简答题

1. 答:

①认知反应。②情绪反应:焦虑、恐惧、愤怒和敌意、抑郁。

2. 答:

临床上常见的身心疾病有:原发性高血压、冠心病、肿瘤、消化性溃疡、糖尿病、支气管哮喘等。

第6章 变态心理

一、名词解释

1. 心理变态:又称“心理异常”、“心理障碍”,指人的知觉、思维、情感、智力、意念及人格等心理因素的异常表现。

2. 人格障碍:是指人格特征显著偏离正常,形成患者特有的根深蒂固的行为模式。

3. 性变态:又称性心理障碍,指性心理和性

行为明显偏离正常,并以这种性偏离作为满足性需要的主要方式的一组精神障碍,不包括单纯的性欲减退或亢进及性功能障碍。

4. 成瘾:是指能影响人类情绪、行为、意识状态等,并导致依赖作用的一类化学物质,目的在于取得或保持某些特殊的心理、生理状态。

二、填空题

1. 内省经验标准、统计学标准、客观检查标准、社会适应标准

2. 性指向障碍、性偏好障碍、性身份障碍

3. 恋童症、恋物症、恋兽症、恋尸症

4. 药物成瘾、酗酒、烟瘾、网络成瘾

三、选择题

1. A　2. A　3. C　4. C

四、简答题

1. 答:

(1) 症状一般开始于童年、青少年或成年早期,会一直持续到成年乃至终生。

(2) 严重的人格缺陷,人格明显偏离正常,不协调,与他人格格不入。

(3) 严重的情感障碍,智能正常而情感不稳定,易激惹,有的人甚至冷酷无情。

(4) 行为的动机和目的不明确。自制力较差,容易与他人发生冲突,不仅使周围人遭受损失,也损害了自身利益。

(5) 大多数人格障碍者缺乏自知力,难以从生活经验中吸取教训。

(6) 人格偏离具有相对稳定性,一旦形成就难以改变。

(7) 矫正困难,预后不良。

2. 答:

(1) 具有不可抗拒的力量驱使个体使用。

(2) 个体为获取而不择手段。

(3) 使用剂量逐渐加大。

(4) 易产生心理和身体依赖。

(5) 危害个人和社会。

第7章　心理评估

一、名词解释

1. 心理评估:是指依据心理学的理论和方法,应用多种途径所获得的信息,对个体某一心理特征与行为做出全面、系统和深入的客观评定与估测的过程。

2. 心理测验:是指依据一定的心理学原理和技术,对个体的心理现象或行为进行数量化测量,从而确定心理现象在性质和程度上的差异的一类技术方法。

3. 常模:是指某种心理测验在某一人群中测查结果的标准量数。

4. 信度:是指测验结果的可靠性,反映测量结果的一致性、再现性和稳定性。

5. 效度:是指测验结果的有效性,即某种测验是否测查到所有要测查的内容,在何种程度上测查了所要测查的内容。

二、填空题

1. 观察法、会谈法、心理测验法

2. 智力测验、能力测验、成就测验、人格测验

3. 标准化原则、保密原则、客观性原则

三、选择题

1. A　2. B　3. B　4. D

四、简答题

1. 答:

(1) 评估者应选用自己熟悉的评估工具,要特别注意所选评估工具的针对性和有效性。

(2) 注意选择实施评估的时机。

(3) 心理评估的实施者必须是经过专业培训,具有综合分析评估结果的能力。

(4) 评估者应尽可能多地收集被评估者主、客观资料,并进行比较以全面评定被评估者的心理功能。

(5) 心理评估应在临床诊断和治疗或需要做出决策等需要时方可进行,要注意防止滥用心理评估。

2. 答:

(1) 在精神科和心理咨询门诊中,用以了解就诊者或者受咨询者心理卫生问题。

(2) 在综合性医院中,常以该量表了解躯体疾病求助者的精神症状。

(3) 适用于调查不同职业群体的心理卫生问题。

第8章　患者心理

一、名词解释

护患关系:指护理人员与患者之间相互联系相互影响的交往过程就是护患关系。

二、填空题

1. 择优与多疑、焦虑与恐惧、否认与侥幸、孤

独与依赖、悲观与抑郁、自尊与敏感

2. 主动-被动模式、指导-合作模式、参与-协商模式

3. 言语沟通、非言语沟通

三、选择题

1. D 2. B 3. D 4. C 5. D 6. D 7. C

四、简答题

1. 答：

①康复的需要；②安全的需要；③归属的需要；④尊重的需要；⑤提供诊疗信息的需要；⑥刺激的需要。

2. 答：

①角色缺失；②角色冲突；③角色强化；④角色消退；⑤角色异常；⑥角色恐惧；⑦角色隐瞒；⑧角色假冒。

第9章 心理护理概论

一、名词解释

心理护理：指在整个护理过程中，护理人员在良好的人际关系基础上，通过各种技巧和途径，积极地影响护理对象的心理状态和行为，满足患者的各种需要，使患者保持乐观积极的心态，促进健康，提高患者生存质量的一种护理方法。

二、填空题

1. 提供良好的心理环境、满足患者的合理需要、消除不良的情绪反应、提高患者的适应能力。

2. 建立良好的护患关系、全方位采集心理信息、客观量化的心理评定、确定患者基本心态、分析主要原因或影响因素、选择适宜对策、观察评估效果、确定新的方案。

三、选择题

1. A 2. C 3. B

四、简答题

1. 答：

①遵循伦理学三原则；②与患者进行有效沟通；③在护理过程中适时渗透心理护理。

2. 答：

①身心统一性；②个体性；③前瞻性。

第10章 心理护理技术

一、名词解释

1. 理性情绪疗法：是在通过纯理性分析和逻辑思辨的途径，改变求助者的非理性观念，以帮助他解决情绪和行为上的问题。

2. 行为疗法：是根据行为学习及条件反射理论，消除已有的病理性条件反射，建立新的健康条件反射的过程。

二、填空题

1. 放松训练、等级排列表、实物脱敏

2. 倾听、共情、解释、安慰、暗示

3. 音乐放松、想象放松、腹式呼吸放松、肌肉放松

三、选择题

1. B 2. A 3. C

四、简答题

1. 答：

在ABC理论中，A代表诱发事件；B代表个体对这一事件的看法、解释及评价，即信念；C代表继这一事件后，个体的情绪反应和行为结果。

2. 答：

①经典的条件反射；②操作性条件反射；③模仿学习原理

第11章 临床患者的心理护理

一、名词解释

焦虑：是一种缺乏明显客观原因的内心不安或无根据的恐惧，是人们遇到某些事情如挑战、困难或危险时出现的一种情绪反应。

二、填空题

1. 沮丧消极、猜忌多疑、习惯化心理

2. 否认期、愤怒期、妥协期、抑郁期、接受期

3. 分离性焦虑、恐惧、被动性依赖

三、选择题

1. C 2. A 3. A 4. B 5. E

四、案例分析题

1. 恐惧、孤独。

2. 热情接待，礼貌的询问患者或家属病情，沉着冷静、有条不紊地进行抢救和护理工作，给予肯定性的保证、支持和鼓励，以增加患者的安全感和对护士的信任感。充分理解患者的恐惧、退缩行为，不训斥患者，使其感受医院的温暖、安全。鼓励患者合理宣泄，向护士或亲友倾诉烦恼，以缓解心理压力，稳定情绪。告诉患者家属在患者面前保持镇定的重要性，要求尽量不在患者面前流露悲伤情绪，以免增加患者的心理负担。